1週間で
勝手に
-10歳

体になる
すごい方法

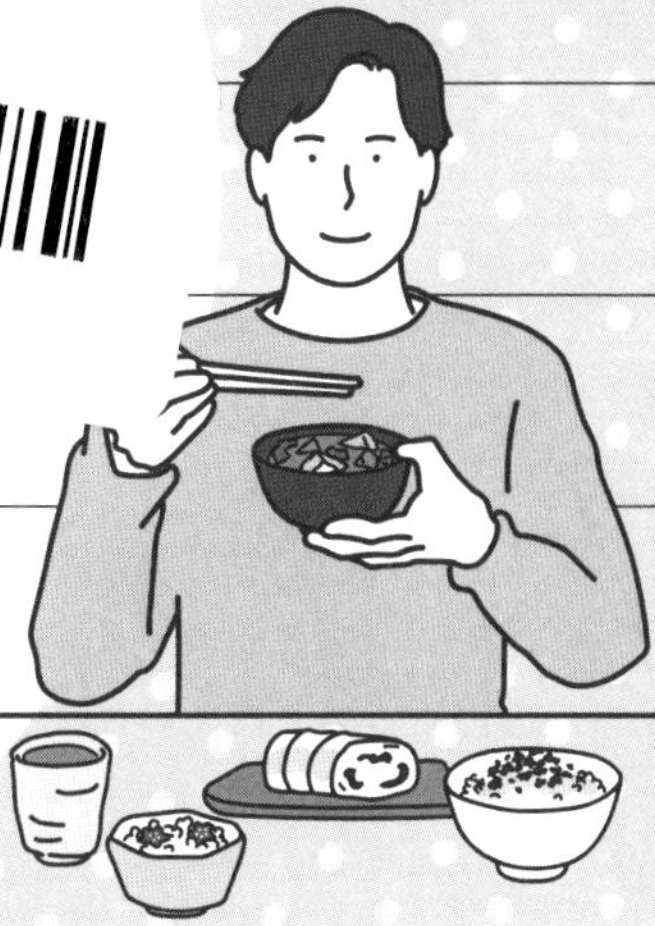

管理栄養士
菊池真由子

日本文芸社

はじめに

私はこれまで管理栄養士として1万人以上の「やせたい」「きれいになりたい」「若々しくなりたい」という声と向きあってきました。本書を手に取ってくださったあなたも、きっと多かれ少なかれこのような悩みを抱え、その答えを求めているのではないでしょうか。

本書のメインテーマは「若返り」です。誰しも平等に歳は取りますが、実年齢より〝若く見える人〟と〝老けて見える人〟がいるのはなぜでしょう。

老けて見える理由は、「太りすぎ」「やせすぎ」「肌・髪・爪にうるおいやツヤがない」「つねに体調が悪い」「健康診断の数値がよくない」などさまざま。そして私は、これまでの経験から、身近な食材の中から目的にあわせた食材を選択し、それをおいしく食べるというシンプルな方法を実践している人ほど、若く見えるという答えにたどりつきました。若々しさを保つのに厳しい制限も、極端に何かをがまんする必要もありません。ちょっとしたルールを守ればカップラーメンもファストフードもＯＫです。冷凍食品やレトルト食品など市販品も大いに活用してください。

まずは手始めに、１週間で体を若返りモードに切り替えることができる最強の「若返り朝食」からスタートしましょう。同時に最強の若返りドリンク「濃い緑茶」を飲むことを習慣化し、脂肪が燃える最強のやせ調味料「しょうがオイル」も取り入れてみてください。

年齢を若返らせることはできませんが、体は何歳からでも若返ります。本書には体がみるみる若返る食事のヒントをたっぷりつめこみました。食べ物のパワーは想像以上です。気になるページを開いて、できるところから実行してみてください。

管理栄養士　菊池真由子

老けて見える人ってどんな人？

この本でいう『老けている人』は、5つのタイプです。たるみやシミなどの〝見た目の変化〟や、歳とともに増える〝体の不調〟など基準も内容もさまざまですが、あてはまるものがあったら、ぜひこの本を読み進めてみてください。

太りすぎている

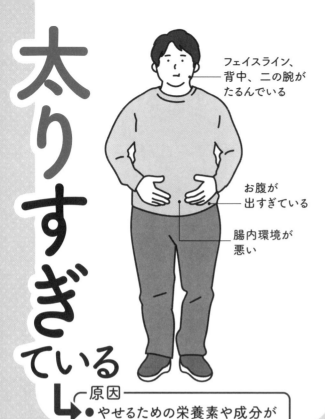

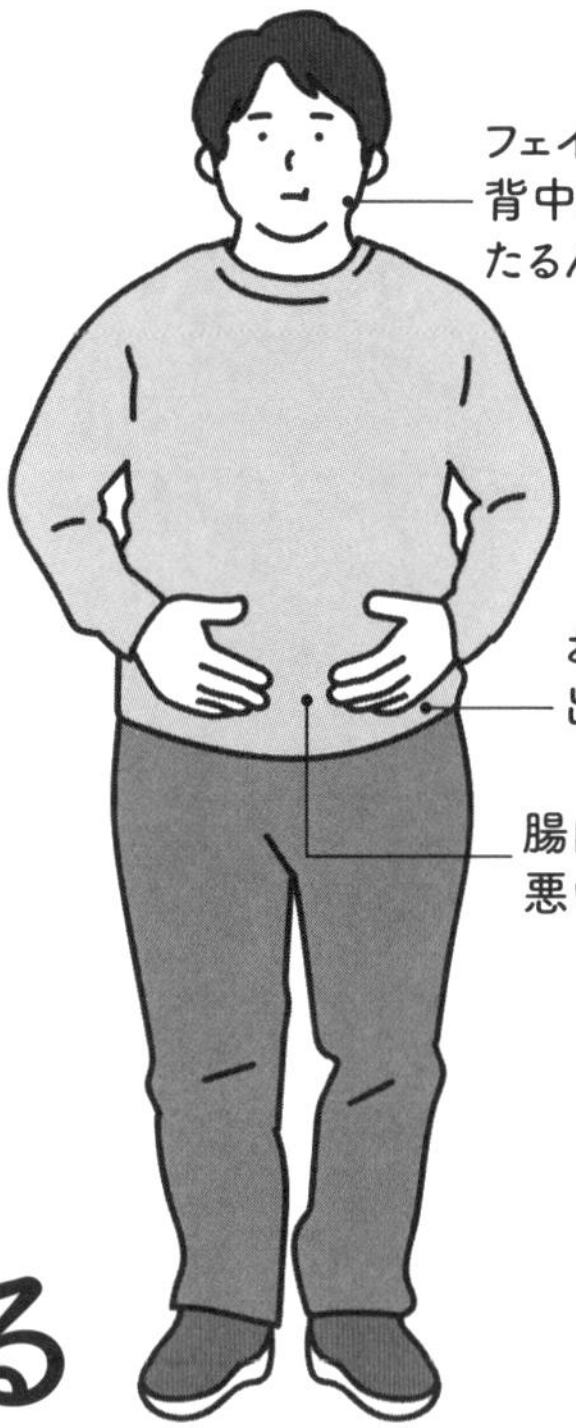
フェイスライン、背中、二の腕がたるんでいる
お腹が出すぎている
腸内環境が悪い

原因
- やせるための栄養素や成分が足りていない
- 腸内環境がよくない（悪い）

やせすぎている

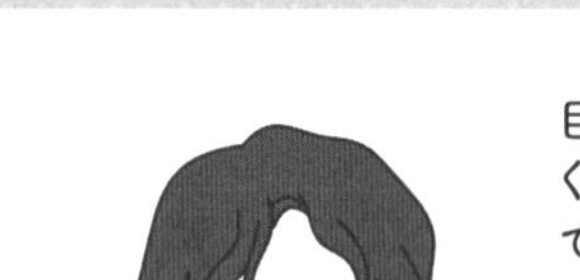
目の下にくぼみができている
ハリがない
シワが多い

原因
- 美しくなるための栄養が不足
- 若返るための食事を誤解している

肌・髪・爪にツヤがない

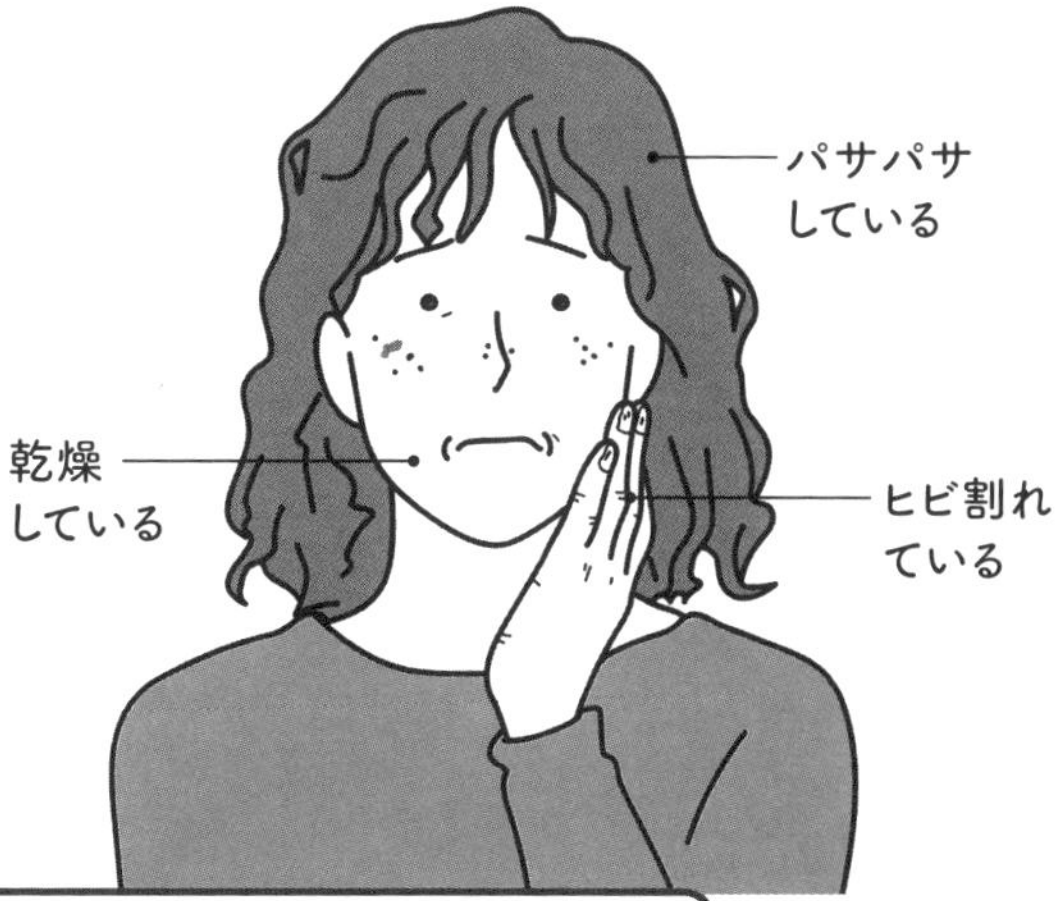
パサパサしている
乾燥している
ヒビ割れている

原因
- 体にうるおい成分が足りていない
- 代謝が落ちている

体調がいつも悪い

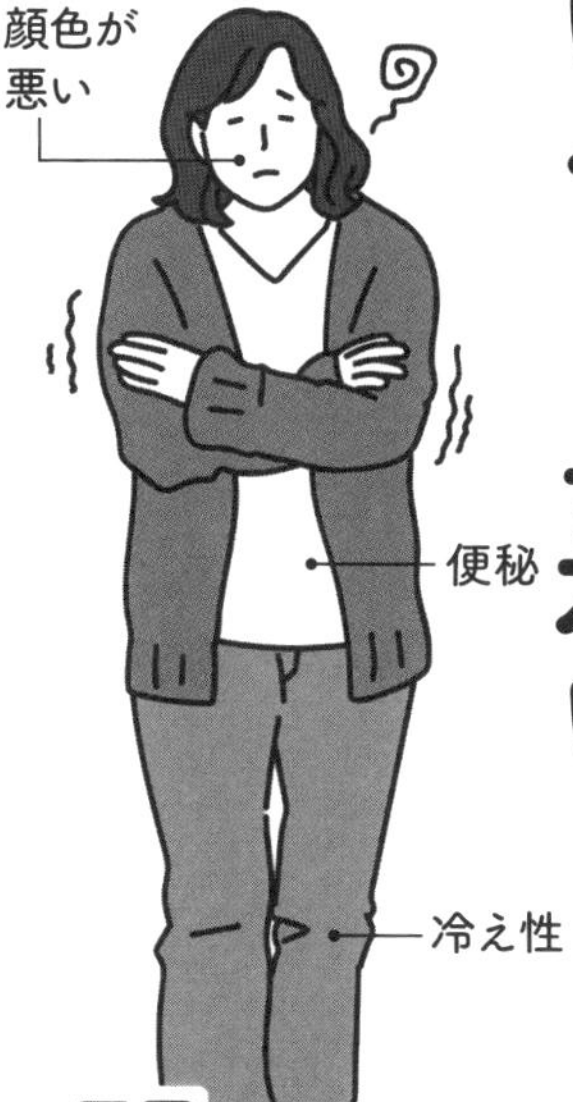
顔色が悪い
便秘
冷え性

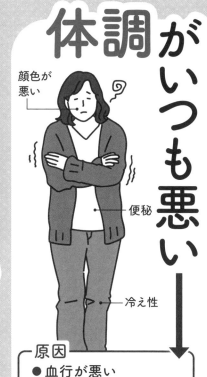

原因
- 血行が悪い（血流が滞っている）
- 自律神経が乱れている

健康診断の数値が悪い

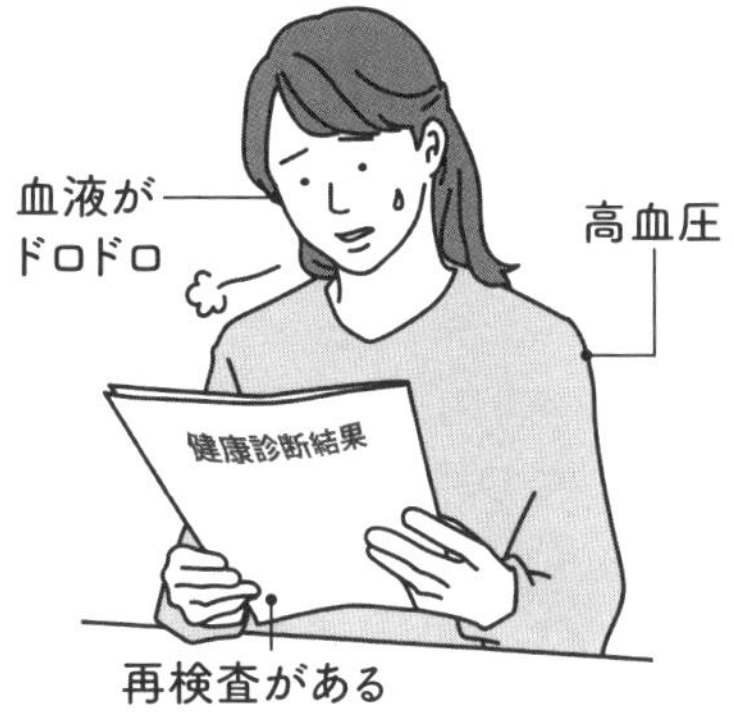
血液がドロドロ
高血圧
健康診断結果
再検査がある

原因
- 体が酸化している
- 隠れ肥満になっている

10歳若返る体になるすごい方法を実践

そして、効果も早くてきめんです。１週間でその変化に気づくことができます。

＼管理栄養士が教えるすごい若返り法／

『食べるもの』を変えるだけ

栄養が
体のすみずみまで
巡る

老廃物を
きちんと
排出できる

脂肪が
たまりにくく
なる

老化の原因
活性酸素を
撃退できる

体が内側から変わる力を身につければ

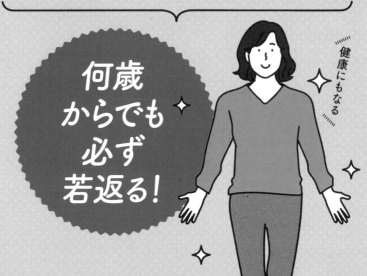

**何歳
からでも
必ず
若返る!**

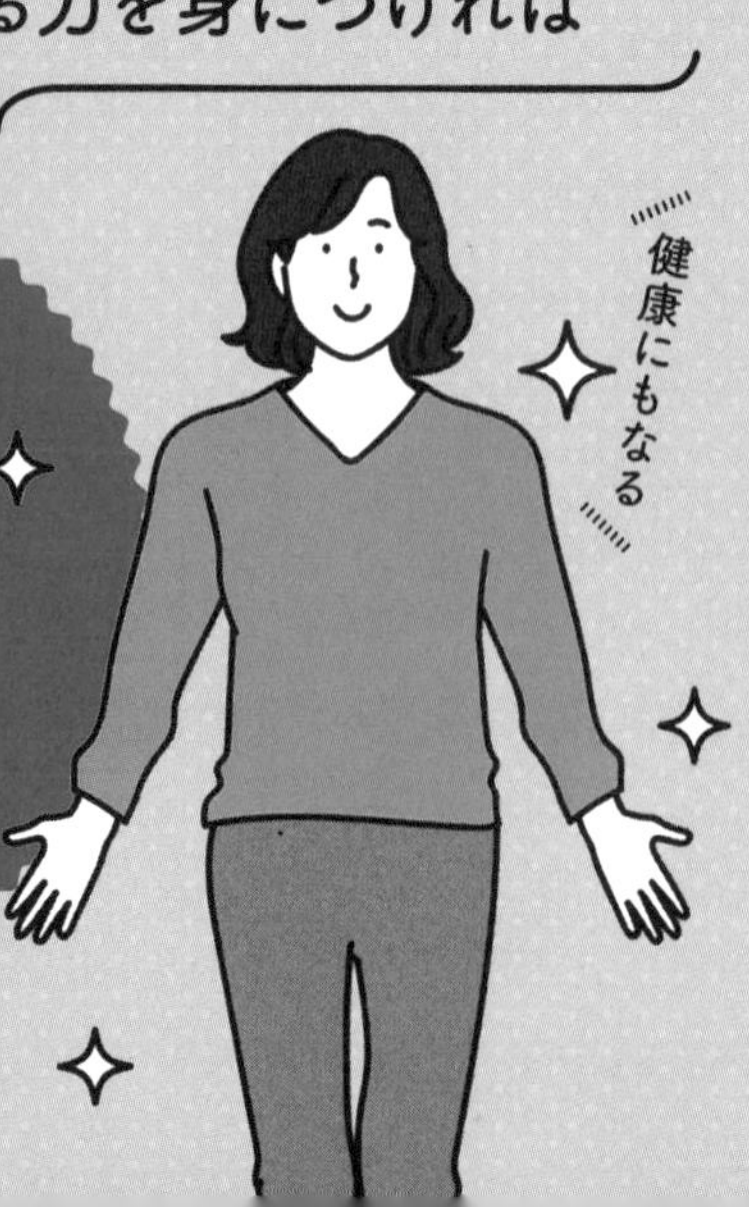

1週間で勝手に—

見た目の老化は、 外側からのケアではなく『内側からのケア』 がとっても重要。

＼簡単! 今すぐにできる! ／

1週間実践するのはたったの3つ!

- ☑ 管理栄養士考案『最強の朝食』を食べる
- ☑ 最強の若返りドリンク『濃い緑茶』を飲む
- ☑ 最強のやせ調味料『しょうがオイル』をつくる

続けた人だけが実感する効果

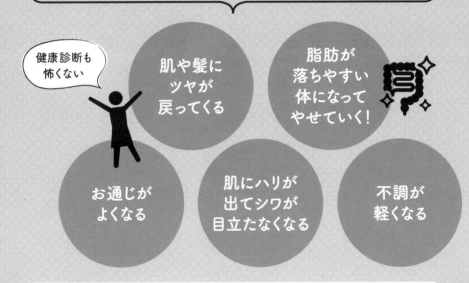

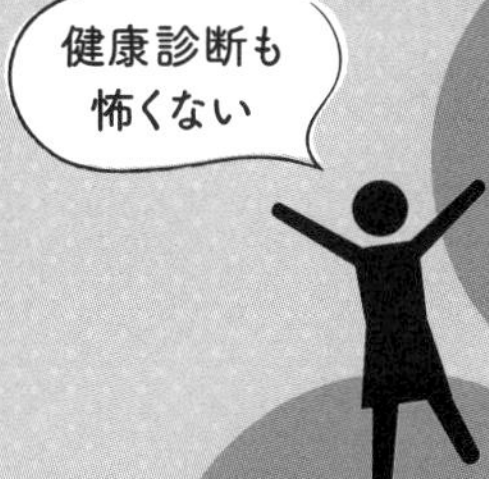

肌や髪に
ツヤが
戻ってくる

脂肪が
落ちやすい
体になって
やせていく!

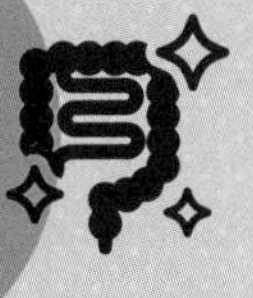

お通じが
よくなる

肌にハリが
出てシワが
目立たなくなる

不調が
軽くなる

1週間で『若返りスイッチ』がオンになり

みるみる若返る体に!

CONTENTS

はじめに …… 2

老けて見える人ってどんな人? …… 4

1週間で勝手に-10歳若返る体になるすごい方法を実践 …… 6

管理栄養士が教える 1週間で『若返りスイッチ』がオンになる最強プログラム …… 12

❶ 最強の『若返り朝食』を食べる …… 14

❷ 最強の若返りドリンク『濃い緑茶』を飲む …… 16

❸ 脂肪を燃焼させる最強のやせ調味料! 『しょうがオイル』をつくる …… 18

まずは7日間実践! 1週間で-10歳若返る体になるためのすごし方 …… 20

若返り食事術 体験談 …… 22

PART 1 歳をとっても若い人は何が違うのか

人によって老化スピードが違うわけ …… 26

やせると一気に若く見える理由 …… 28

髪・肌・爪にハリツヤがあるだけで10歳若く見える …… 30

『早く老ける人』と『いつまでも若い人』の生活習慣 …… 32

老化の元凶『活性酸素』はしっかり食べて撃退する …… 34

若返りに効く最強二大食材❶ 栄養成分が超優秀『卵』……36
若返りに効く最強二大食材❷ スーパーフード『納豆』……38

PART 2

管理栄養士が教える『やせる』最強の食事

ダイエットを邪魔する4つの原因……42
原因❶リバウンド リバウンドするたびに『やせない体』に……44
原因❷やせる栄養素が足りない 『たんぱく質×ビタミンB群』が最強にやせる組み合わせ……46
原因❸腸内環境が悪い 腸内に『やせ菌』を増やす方法……48
原因❹食べていい量がわからない 食事の適量がわかる『手ばかり』で過食を改善……50
飲み物を『濃い緑茶』に代えたら脂肪がみるみる燃える……52
『朝食』を食べ始めたらみるみるやせる体に！……54
管理栄養士が教える最強の『若返り朝食』……56
『塩麹酢キャベツ』で食べすぎ防止&食べすぎをリセット……60
いつもの料理がやせおかずに!? 脂肪燃焼『しょうがオイル』……62
『アーモンドの若返りビタミン』で老化をストップ……64
『豚肉×玉ねぎ』の黄金コンビで糖質、脂肪が燃えていく……66

『朝イチのホットミルク』で眠りながらやせる……68
やせおかずは『生魚（刺し身）』 やせつまみは『焼き魚』……70
食べすぎを止める！『食前のオレンジジュース』……72

Column

❶ きれいにやせる最新の食べ順『緑茶ファースト』……74
❷『生・炒める・焼く・煮る』勝手にやせる食べ方……76
❸『いちご・キウイ・りんご』はやせる三強フルーツ……78
❹ カップラーメンも食べてOK！ 太らない裏技……80

PART 3

管理栄養士が教える
『髪、肌、爪がみるみるうるおう』最強の食事

肌のツヤとハリには『たんぱく質＋緑黄色野菜』が最強……84
低カロリーなだけではNG ハリとツヤが増す『置き換え術』……86
たちまち肌がよみがえる『1日5個のミニトマト』……88
緑黄色野菜を入れると最強の『若返りみそ汁』に……90
シミ消しには『トマト×アサリ』が効果抜群……92
三大若返りビタミンが詰まった『かぼちゃ』はエース級の美容野菜……94
かさかさ肌が『週1こんにゃく』でうるおう……96

『カシューナッツ』は白髪に効く天然のサプリ …… 98
『牛肉×ピーマン』でコラーゲンをつくり出す …… 100
『山芋×たらこ』の無敵コンビでパサつく髪がよみがえる …… 102
『朝1杯のにんじんジュース』で気になる加齢臭が消える …… 104

PART 4
管理栄養士が教える『体の中からきれいになる』最強の食事

『カツオにんにくマヨ』で冷え性知らずの体に! …… 108
『甘酒』を飲めば1日で疲労回復 …… 110
高血圧が気になるときには『ざるそば×大根おろし』 …… 112
『サーモン×玉ねぎ』でいつまでも血液サラサラ …… 114
古びた血管が若返る『アボカドとマグロの美肌サラダ』 …… 116
『ブロッコリーは茎ごと』食べて老化の進行を抑える …… 118
悩みの多い更年期、頼りになるのは『調整豆乳』 …… 120
『モロヘイヤのヌルヌル成分』で輝く瞳をとり戻す …… 122
免疫力アップに効く大注目食材『桜エビ』 …… 124
飲みすぎ&二日酔いは『ごま』に頼る …… 126

管理栄養士が
教える

スイッチ』が
最強プログラム

人は何歳からでも若返ることが可能です。
若返りプログラムを１週間実践するだけで若返りスイッチがオンになり、
そこからみるみる体や見た目の変化を実感できるはずです。

若返りプログラム❶

最強の『若返り朝食』を食べる

若返る＆やせる栄養素を食べよう

朝、何を食べるかで１日の体調が変わり、それを毎日続けるか否かで、１週間後の見た目が変わります。最強の朝食を食べて、若返りやダイエットのスイッチをオンにしましょう。

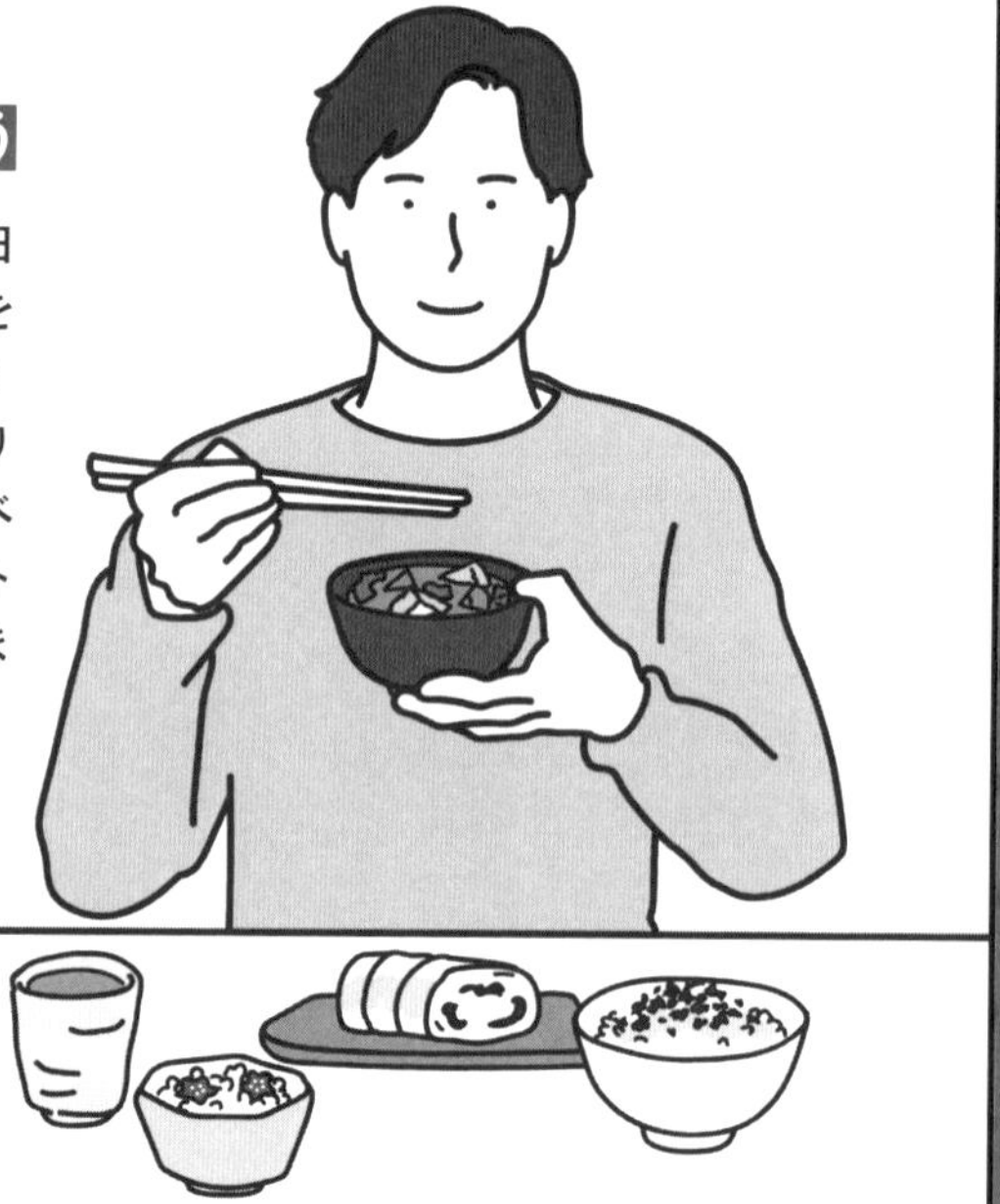

1週間で『若返り
オンになる

若返りプログラム❷

最強の若返りドリンク「濃い緑茶」を飲む

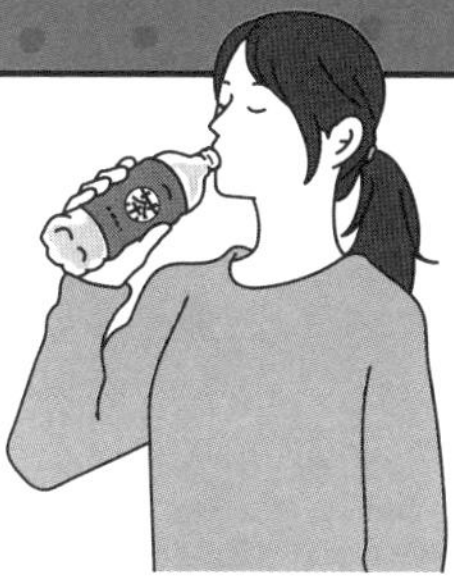

若返りビタミンで老けない体に

美容にうれしいビタミンCや脂肪燃焼効果のある茶カテキンが豊富な緑茶は、「最強の若返りドリンク」なんです。食前に飲むことで食べすぎを防ぐ効果も。1週間続けて効果を実感してみてください。

若返りプログラム❸

脂肪を燃焼させる最強のやせ調味料！「しょうがオイル」をつくる

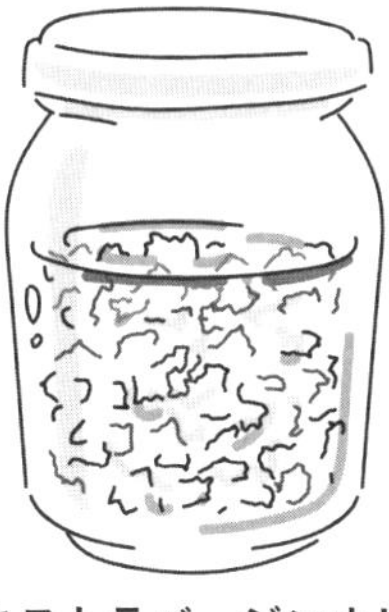

1日1回料理にプラスすればなんでも「やせおかず」に！

体を温め、脂肪燃焼効果のあるしょうがとエキストラバージンオリーブオイルを合わせた、スーパーやせ調味料を常備しておきましょう。炒め油はもちろん、サラダにかけるだけで「やせおかず」に変身。

＼若返りパワーのある栄養素をとる／

体が内側から変化し、若返りスイッチがオンに！

若返り
プログラム
1

最強の『若返り朝食』を食べる

こんな効果がある

- ☑ 腸内にやせ菌を増やして、みるみるやせる体になる
- ☑ たんぱく質＋ビタミンB群のおかずで脂肪燃焼
- ☑ 朝食を食べることで昼食、夕食の食べすぎを防ぐ
- ☑ 食物繊維をとることで１日の血糖値の昇降が緩やかに
- ☑ 腸内環境を整えて免疫力アップ＆美肌に

１日を活発にすごす、食べすぎを防ぐ、夜ぐっすり眠って疲れをとるためには、朝食をしっかり食べることが大切。このこだわりの最強朝食メニューは、食べるだけで「腸内環境を整える」「肌ツヤをよくする」「やせ菌をつくる」ことができます。まずは１週間続けてみてください。

白米を
オートミールに
替えると
より効果的

和食と
洋食を
日替わりで
食べる

和食

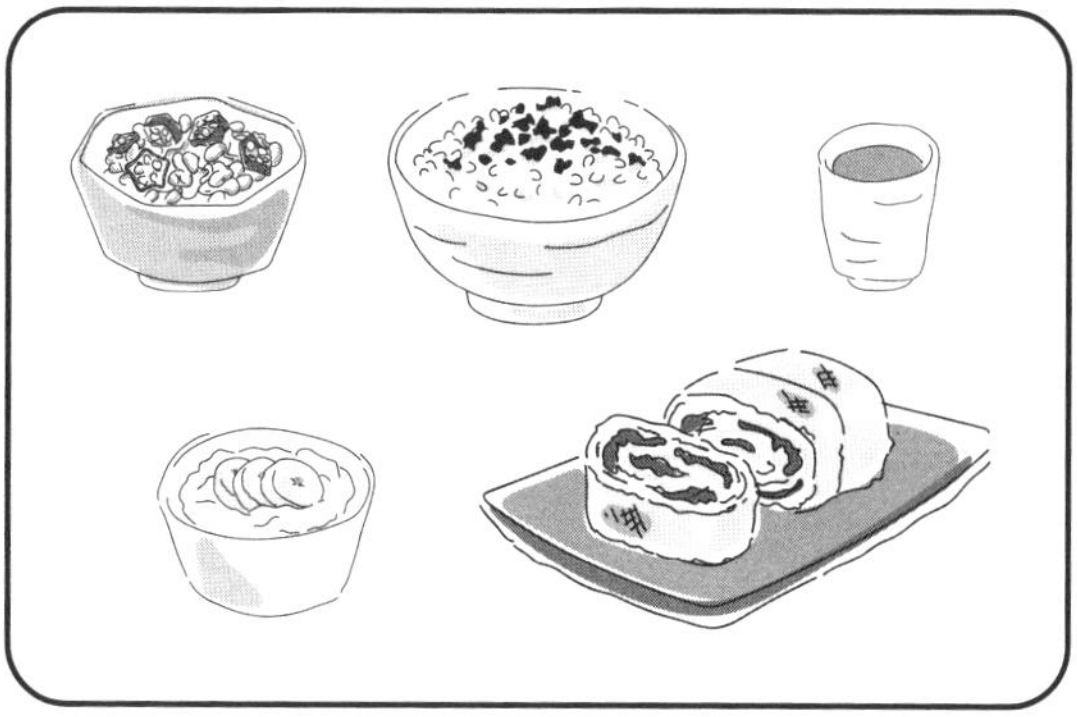

洋食

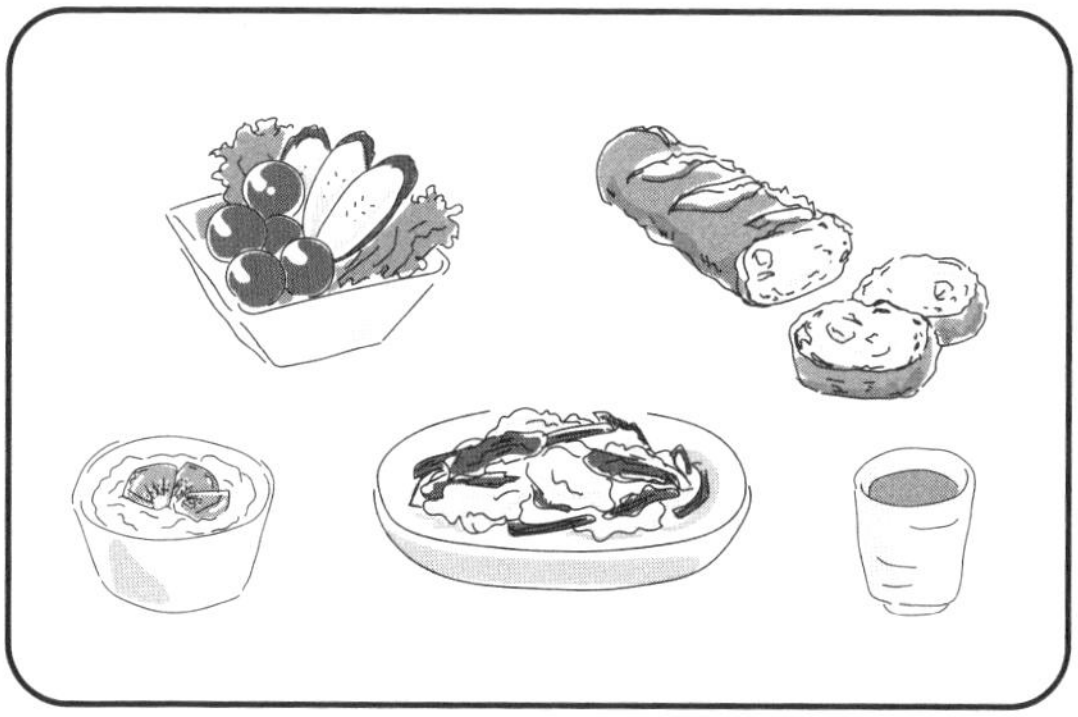

汁ものの
代わりに
濃い緑茶を
飲む

きちんと
食べるほど
やせる

<< 詳しくはP.56へ

若返り
プログラム
2

最強の若返りドリンク『濃い緑茶』を飲む

こんな効果がある

- ☑ 抗酸化作用で老化を防止
- ☑ 代謝を上げて体脂肪を燃焼する
- ☑「若返りビタミン」で美肌に
- ☑ 糖の吸収を抑えて体脂肪に変わるのを防ぐ
- ☑ 血圧、血糖値の改善
- ☑ がん、認知症予防

緑茶に含まれる茶カテキンは、ポリフェノールの一種で、苦み、渋み成分のこと。ビタミンＣも豊富なので緑茶は若返りには欠かせないスーパードリンク。茶葉からしっかりと煮出した濃い緑茶がより効果的です。食前に飲むことで血糖値や糖の吸収もコントロールしてくれます。

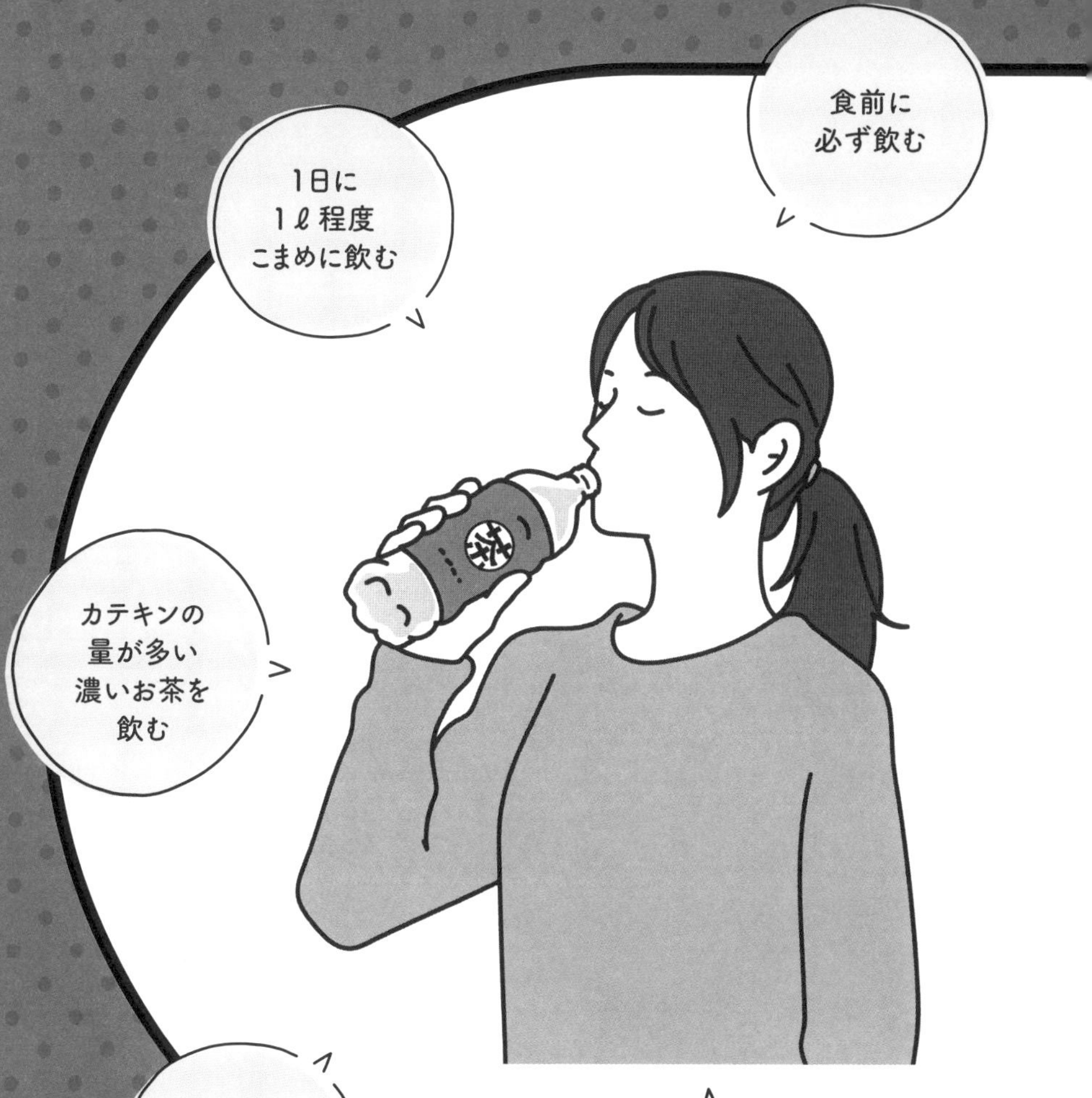
食前に
必ず飲む
1日に
1ℓ程度
こまめに飲む
カテキンの
量が多い
濃いお茶を
飲む
ペット
ボトルの
お茶でもOK
温かくても
冷たくても
OK

<< 詳しくはP.52へ

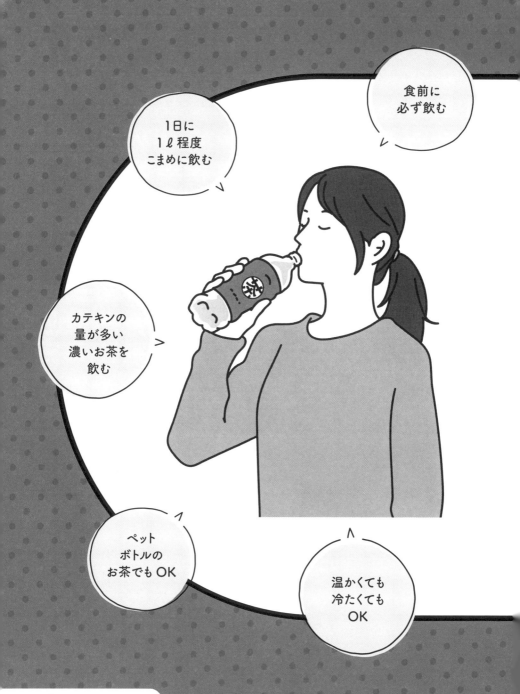

若返りプログラム
3

脂肪を燃焼させる最強のやせ調味料！『しょうがオイル』をつくる

こんな効果がある

- ☑ 血行を促進して代謝アップ
- ☑ 発汗を促し、体脂肪を燃焼
- ☑ ビタミンEで美肌に
- ☑ 強い抗酸化パワーで老化、シミを防ぐ
- ☑ ツヤ肌、くびれができる
- ☑ 減塩になるからむくみを撃退

管理栄養士考案の「スーパーやせ調味料」。しょうがとエクストラバージンオリーブオイルを合わせるだけでとっても簡単につくれます。1ヶ月間保存できるので、常備して1日1回どのタイミングでもよいのでおかずに使いましょう。かける、炒めるだけで「やせおかず」に変身します。

かけても OK、
炒め油にしても
OK

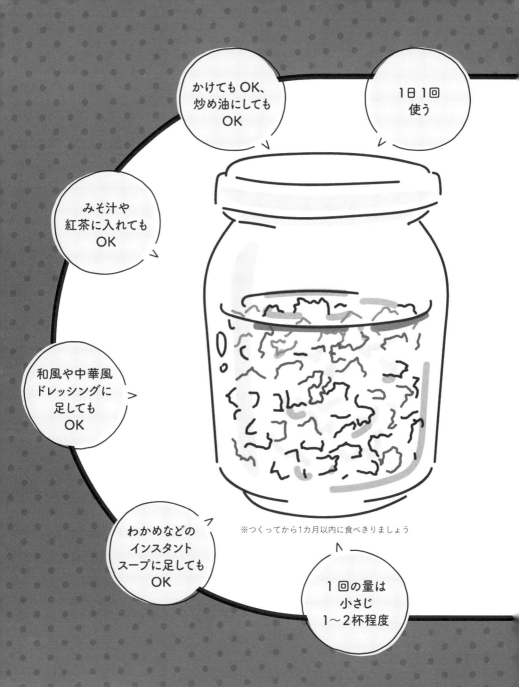

1日 1回
使う

みそ汁や
紅茶に入れても
OK

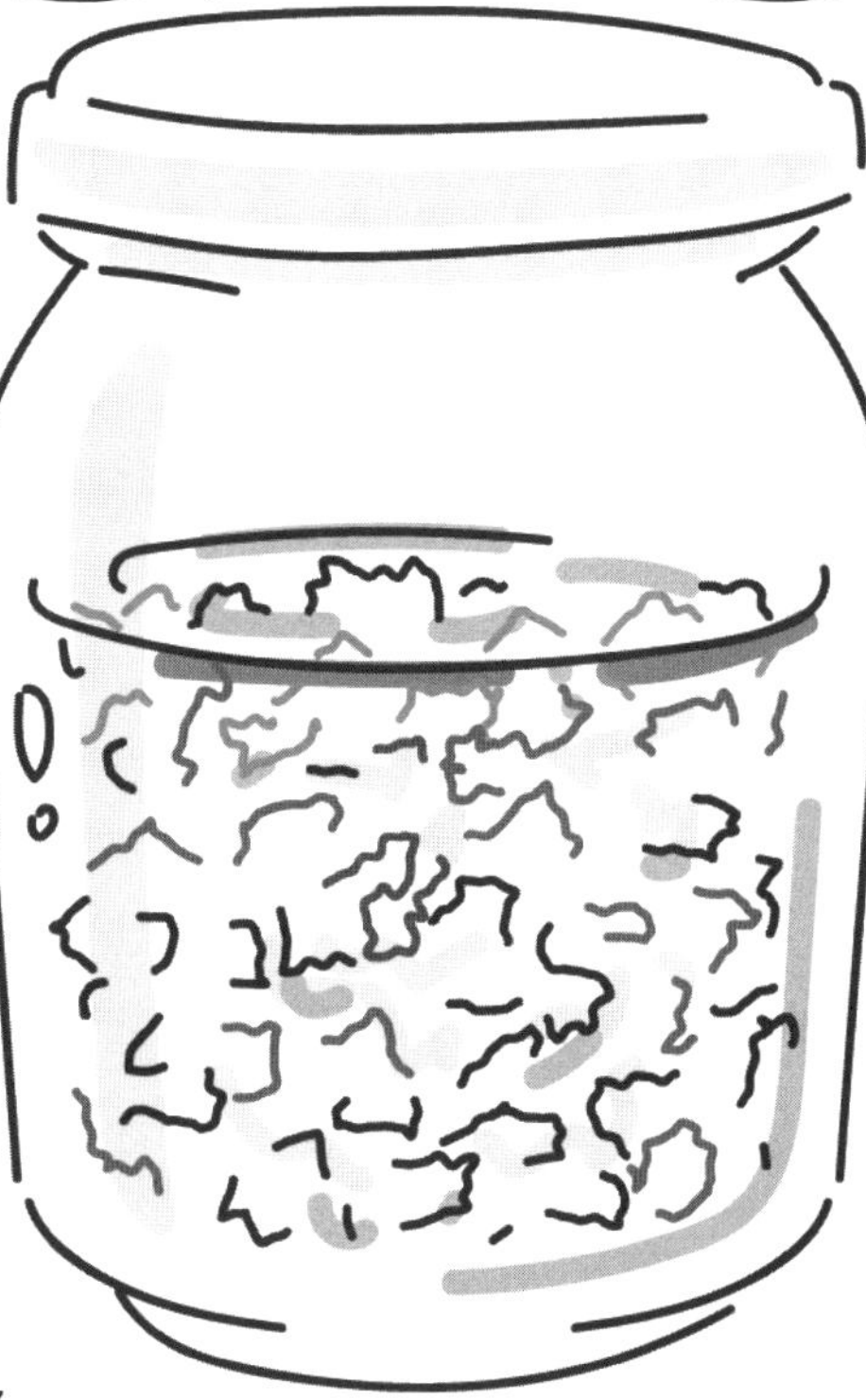

和風や中華風
ドレッシングに
足しても
OK

わかめなどの
インスタント
スープに足しても
OK

※つくってから1カ月以内に食べきりましょう

1 回の量は
小さじ
1～2杯程度

<< 詳しくはP.62へ

る体になるためのすごし方

「しょうがオイル」の使い方メニュー案もぜひ参考にしてみてください。

1日のすごし方

7:00

食事をしながら緑茶を飲む
(湯のみ1杯150mℓ程度)

最強の『若返り朝食』を食べる

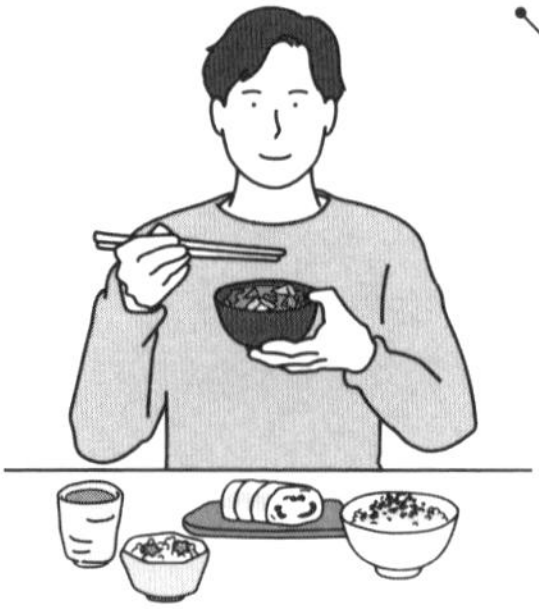

MEMO

和食と洋食どちらでも可。違う栄養素をバランスよく摂取する必要があるため、和食と洋食を日替わりで食べるのがおすすめ。

10:00

緑茶を飲む
(湯のみ1杯150mℓ程度)

12:00

食事をしながら緑茶を飲む
(湯のみ1杯150mℓ程度)

昼食は好きなものを食べる

15:00

緑茶を飲む
(湯のみ1杯150mℓ程度)

間食にはアーモンドがおすすめ

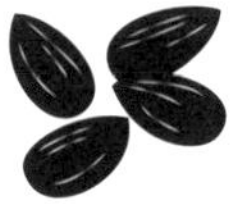

MEMO

1週間プログラムに追加するなら美容効果の高いアーモンドがおすすめ(P.64参照)。

19:00

食事をしながら緑茶を飲む
(湯のみ1杯150mℓ程度)

夕食のおかずに
脂肪を燃焼させる『しょうがオイル』をかける

MEMO

しょうがオイルは、かけても炒め油として使ってもOKです。1日1回、大さじ1杯程度使うのが理想。

まずは
7日間
実践!

1週間で−10歳若返

1日のすごし方と1週間の食事ルーティン案を紹介します。

1週間の食事ルーティン案

『若返り朝食』『濃い緑茶』『しょうがオイル』をとり入れるタイミングを紹介します。

例なので、基本的には昼、夜は本書を見ながら好みのものを食べてください。

	朝		昼		夜	
1日目		『やせる朝食』和食		パスタにかける しょうがオイル		
2日目		『やせる朝食』洋食				肉を焼くときの焼き油として使う しょうがオイル
3日目		『やせる朝食』和食		野菜炒めの炒め油として使う しょうがオイル		
4日目		『やせる朝食』洋食				焼き魚にかけて食べる しょうがオイル
5日目		『やせる朝食』和食		紅茶に入れる(小さじ1) しょうがオイル		
6日目		洋食 しょうがオイル サラダにかける				
7日目		『やせる朝食』和食				みそ汁に入れる しょうがオイル

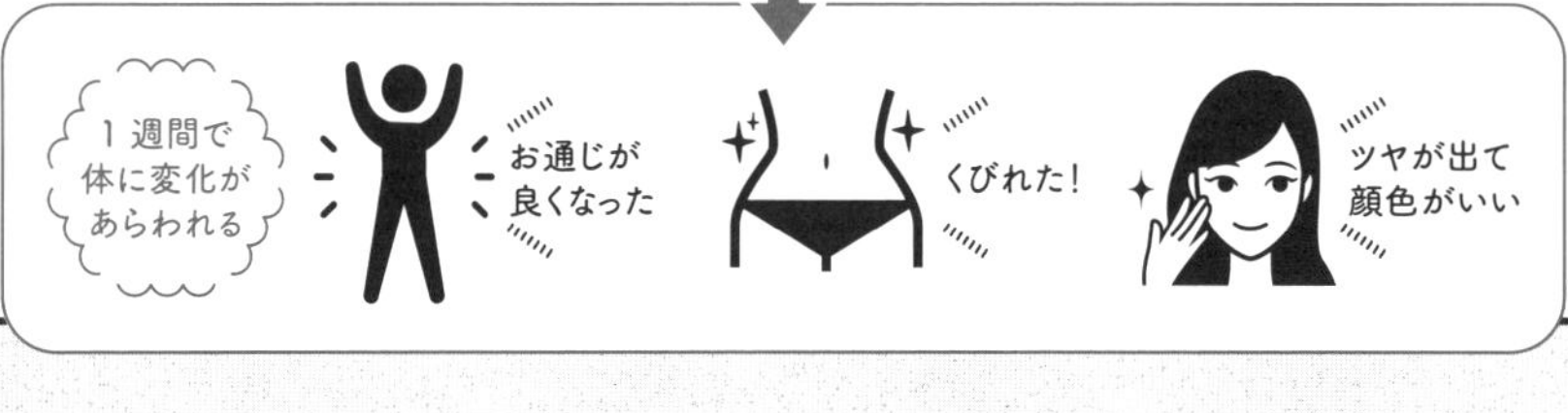
1週間で
体に変化が
あらわれる
お通じが
良くなった
くびれた!
ツヤが出て
顔色がいい

「しょうがオイル」でくびれができ、「スーパー若返り朝食」で体重減！

50代女性

気がついたときにはぽっこりお腹でした。食べてやせる**「しょうがオイル」を市販のドレッシングに混ぜて使う方法を教わり、毎日サラダにかけて食べました。**とてもおいしくて、手軽なのが続けやすく、夜も肉野菜炒めの炒め油にしたり、しゃぶしゃぶにかけて食べたりもしました（ドレッシングに砂糖も加えて甘辛味にするととってもおいしいんです）。

朝食も、手軽な卵やちくわ、ツナ、納豆などのたんぱく質を摂ることを教えてもらい、手間をかけなくても食べられるものがあるし、食べたほうがいいのだなと思い、意識して食べるようになりました。普段より食べすぎてしまっているかもと不安になりましたが、食べ始めてから**突然体重が減ったのです。下腹が凹んだだけでなく、くびれまでできて驚いています。**

体験談

「やせたい」「若返りたい」と願う、１万人以上の方を食事面からサポートしました。変化を実感した方からのうれしいお声をいくつか紹介します！

50代女性

かぼちゃで甘いものの食べすぎをセーブ

便秘がひどいので毎日の食事を書き出してみたところ、ケーキやお菓子を毎日欠かさず食べていることに気がつきました。**甘いもの欲はかぼちゃで補う**というアドバイスをいただき、やってみたところ、増え続けていた体重がストップ。**食物繊維が豊富**なおかげで、お通じもよくなりました。

40代女性

「しょうがオイル」を食べて1週間で体重ダウン！

毎日、職場仲間から回ってくるお菓子を断れずに食べ続けた結果、太ってしまいました。そこで**インスタントわかめスープに「しょうがオイル」を入れて昼食に毎日食べるようにした**ところ、お菓子を食べたい欲がなくなり、**１週間でもとの体重に戻りました！**　無駄な食欲がなくなったことで、今まで惰性で食べてしまうことも多かったのだと気がつきました。

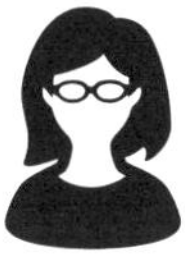

30代女性

食べた方がやせた!!

カロリーが高いと太り、カロリーが低いほどやせるはずなのに、なかなかやせませんでした。コンビニランチでは、ざるそばやおにぎり１個などを選び、絶対揚げものは食べないと心に決めていたのに……。そんなとき、**卵やサラダチキン、ヨーグルトなどのたんぱく質を食べた方がいい**と教わりました。食べる量を増やすとカロリーが高くなって太るのでは……と心配になりましたが、「どれも脂肪は少ないから」ということで食べてみることに。すると、**疲れやすかった体がドンドン活発になり、あんなに減らなかった体重も落ち始めたん**です。肌もカサカサしていたのですが、**「脂肪は肌のツヤをよくするので悪者じゃない」**と教えてもらい、「しょうがオイル」も食べてみることに。市販のスープに入れて飲み始めたら１週間くらいで肌の若さが蘇りはじめました。食べることでやせたり若返ったりするとは思いませんでした！

１週間で変化を実感した方も！

若返り食事術

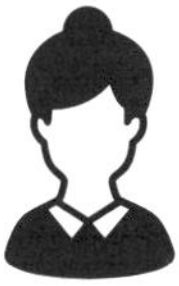

50代女性

「山芋×たらこ」で髪がうるツヤに

年齢と共に髪のコシがなくなって、心なしか髪のボリュームも減ったような気がしていました。そこでおすすめされた**「山芋×たらこ」を食べてみました。和えるだけで簡単！** パサパサだった髪がうるおいのあるしなやかな髪になり、**頭頂部の髪のコシもしっかりしてきて、朝のスタイリングがきれいに決まるように**なりました。パーマのダメージもケアされて、ツヤツヤした髪が増えてきたことで、**顔周りが若く見えるように**なりました。また、**納豆やオクラ、モロヘイヤ、めかぶなどネバネバ食品がいい**と聞いたので、毎日１品とり入れるように。低脂肪、低カロリーということもあり、**知らぬ間に体重も落ちていてびっくり**です。

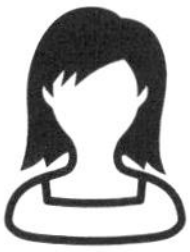

40代女性

食べ過ぎは週3のキャベツでリセット

食べすぎた後は、いつも朝食を抜いていましたが、その後により食べてしまうという悪循環に。そこで、**食べすぎた後の３日間は、朝食に必ず塩麹酢キャベツを食べるように**したら、太ることなく、暴食もストップ。**朝食を食べたほうが昼食・夕食の食べすぎを防ぐ**というアドバイスが目から鱗でした。

PART 1

歳をとっても若い人は何が違うのか

同じ年齢でも見た目に差が出るのはなぜでしょうか。
体は食べたものからできていて、見た目はその結果です。
つまり、何をどう食べればいいのかを理解できれば、
年齢に関係なく若返ることは可能なのです。

CONTENTS

P.26 人によって老化スピードが違うわけ

P.28 やせると一気に若く見える理由

P.30 髪・肌・爪にハリツヤがあるだけで10歳若く見える

P.32 『早く老ける人』と『いつまでも若い人』の生活習慣

P.34 老化の元凶『活性酸素』はしっかり食べて撃退する

P.36 若返りに効く最強二大食材 ❶
栄養成分が超優秀『卵』

P.38 若返りに効く最強二大食材 ❷
スーパーフード『納豆』

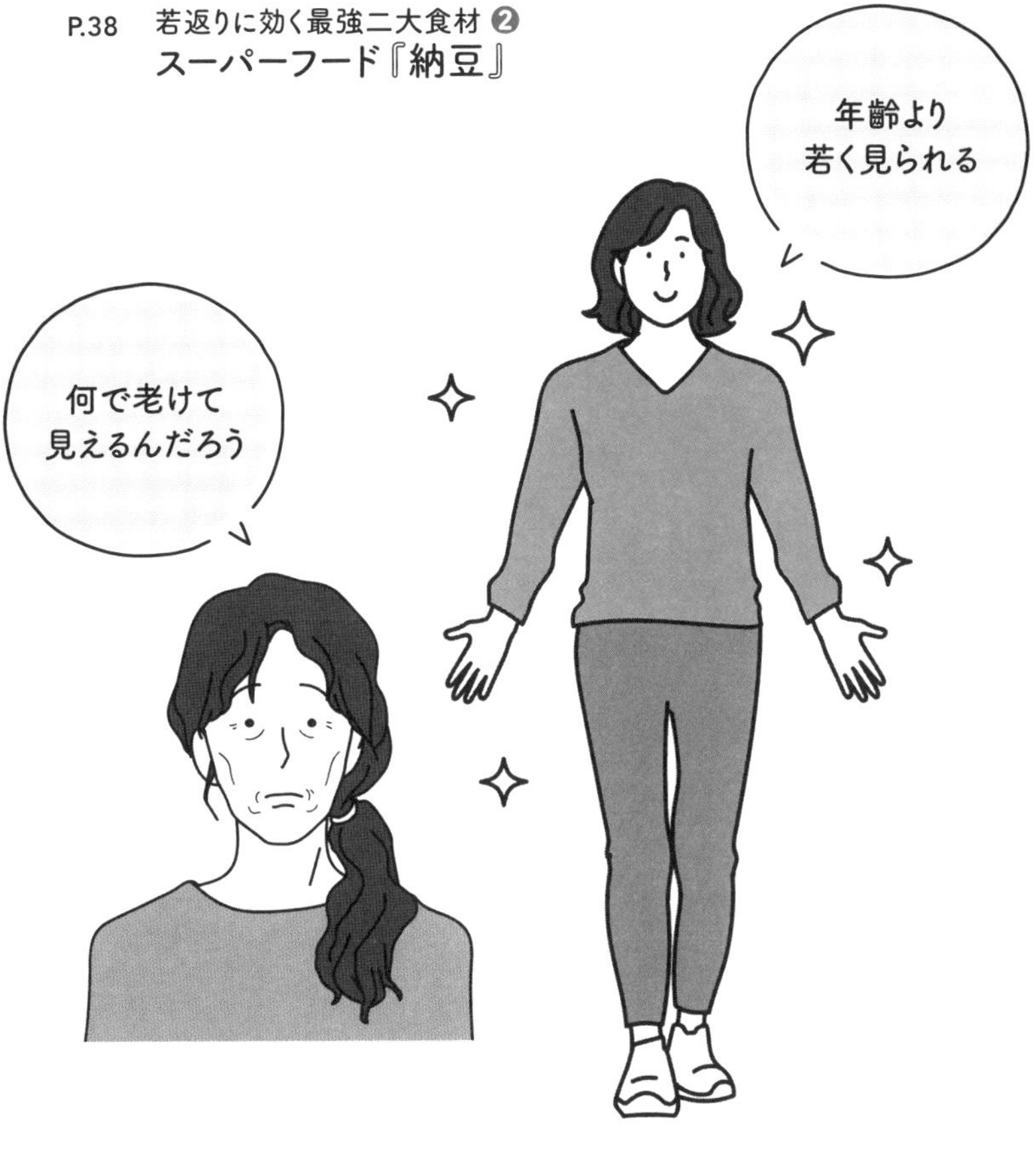

人によって老化スピードが違うわけ

代謝がいい人ほど歳をとっても若い！

歳を重ねても若々しい人は「代謝」がいいから。代謝がいいと古くなった細胞をあかのように落とし、新しい細胞をつくることができるのです。

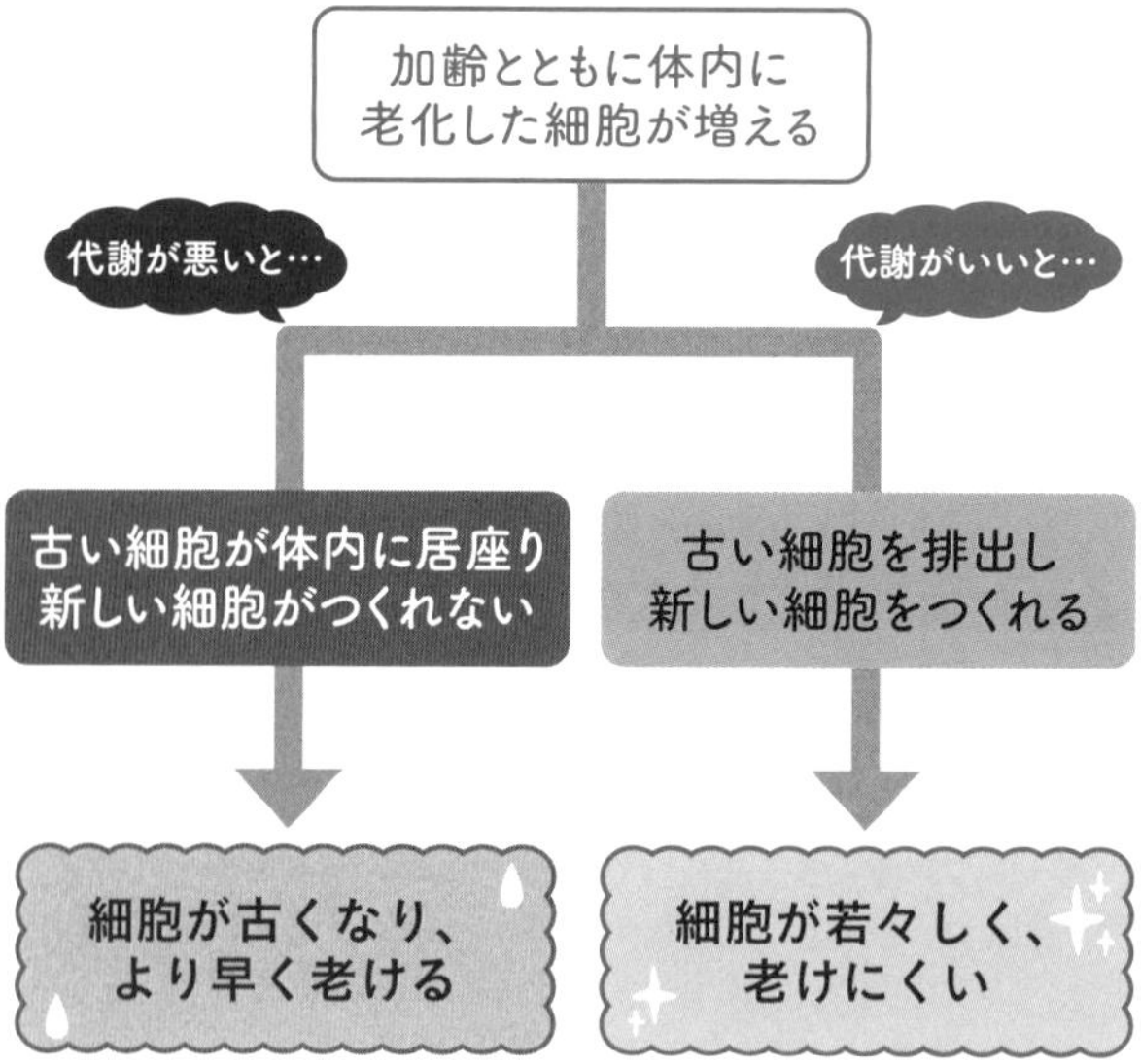

加齢とともに体内に老化した細胞が増える
代謝が悪いと…
代謝がいいと…
古い細胞が体内に居座り新しい細胞がつくれない
古い細胞を排出し新しい細胞をつくれる
細胞が古くなり、より早く老ける
細胞が若々しく、老けにくい

同じ年齢なのに、若く見える人とそうでない人がいます。年を重ねるほどその差は開き、45歳でも30代に見える人や50代に見える人が出てきます。

そもそも私たちはなぜ老化するのでしょう。それは、体内に老化した細胞が増えて、体の働きが低下するからです。ただ、それは自然なこと。その老化が加速するのか否かは、**「代謝」がいいか悪いかで変わってきます。古い細胞が増えても、それを排出し、新しい細胞をつくり出す力がある人は若々しさをキープできるのです。**

早く老ける人といつまでも若い人の違い

老化が進行する最大の原因は活性酸素。呼吸から取り込んだ酸素の一部が体内で変化するほか、紫外線やストレスなどの影響でも増加します。

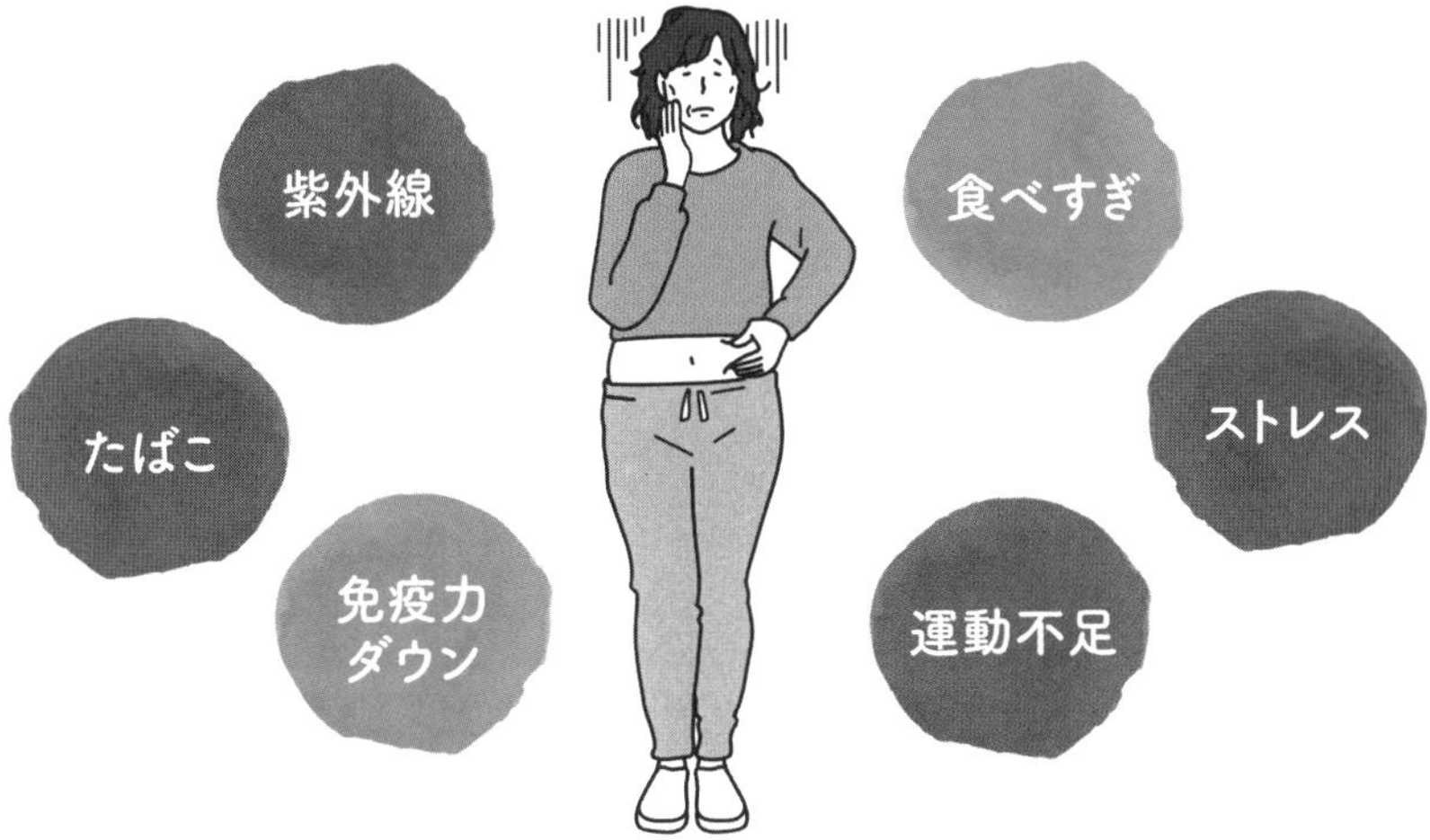
紫外線
食べすぎ
たばこ
ストレス
免疫力ダウン
運動不足

過剰に増えた活性酸素が老化のスピードを加速させている

活性酸素の増加を防ぐのが抗酸化作用。もともと体内には備わっていますが、年齢とともに減少し、老化のスピードを速めます。紫外線やたばこを避けることも必要ですが、抗酸化物質を含む食品を食べることで補うことができます。

細胞を老化させる原因はいくつかありますが、最も大きいのは活性酸素によるもの。呼吸で体内に入ってきた酸素の一部が変化した活性酸素は、病原菌やウイルスから体を守る免疫機能として働きますが、増えすぎると細胞を傷つけ、老化を加速させます。

偏った食事、紫外線、運動不足、喫煙、過度な飲酒、ストレスなどでも活性酸素は増えます。若いうちは代謝もよく、老化した細胞を新しい細胞に入れ替える力が強いので、活性酸素による老化ダメージは最小限に抑えられていますが、体内の抗酸化力は年齢とともに減少。そんな代謝老化に打ち勝つには、「代謝アップ」し、「活性酸素をやっつける」食事を意識することが大切です。本書で紹介する食事術をぜひ実践してみてください。

やせると一気に若く見える理由

「太ると老けて見える」というと、見た目のことかと思うかもしれませんが、実は、外見以上に中身が問題。老けて見えるのは体の内側で起きていることの結果なのです。

肥満とは、腕や脚、お腹まわりが太いとか、体重が重いということではなく、体脂肪が多い状態のことです。体脂肪が多いと血液の中にも脂肪が増えて、血流が悪くなります。余分な脂肪を分解・排出する力が下がるとメタボになり、年齢以上に**新陳代謝が低下して、肌や髪、爪などを健やかで若々しい状態に保てなくなります。**体中に栄養が行き届かないので、筋肉や体力も衰えます。疲れやすくなるので運動量も低下し、ますます筋肉が減ってしまうという悪循環に。また、太っているようには見えないけれど、体脂肪の多い「隠れ肥満」も要注意。間違ったダイエットで筋肉が減ってしまった若い女性に多く、姿勢が悪く、肌や髪もカサついています。大切なのは、体重ではなく体脂肪を適正な値にすること。そうすれば、体は自然に若返ります。

ただし、**45歳をすぎたら、やせているよりも20歳のころからプラス5kgの範囲がベスト。**なぜならば、体重が減ると脂肪とともに筋肉も減り、体力が低下して病気にかかりやすくなってしまうから。さらに肌が乾燥してシワも増え、年齢より老けて見える原因にもなります。**しっかり食べて筋肉量をキープすることが、いつまでも若々しさを保つ秘訣です。**

太っていると人は老けて見える

いわゆる肥満と呼ばれる状態になると、体の新陳代謝が低下。筋肉量が減り、肌や髪、爪などのツヤやハリを保てなくなるなど、見た目の老化も進みます。

見た目が若い＝内側から健康な状態

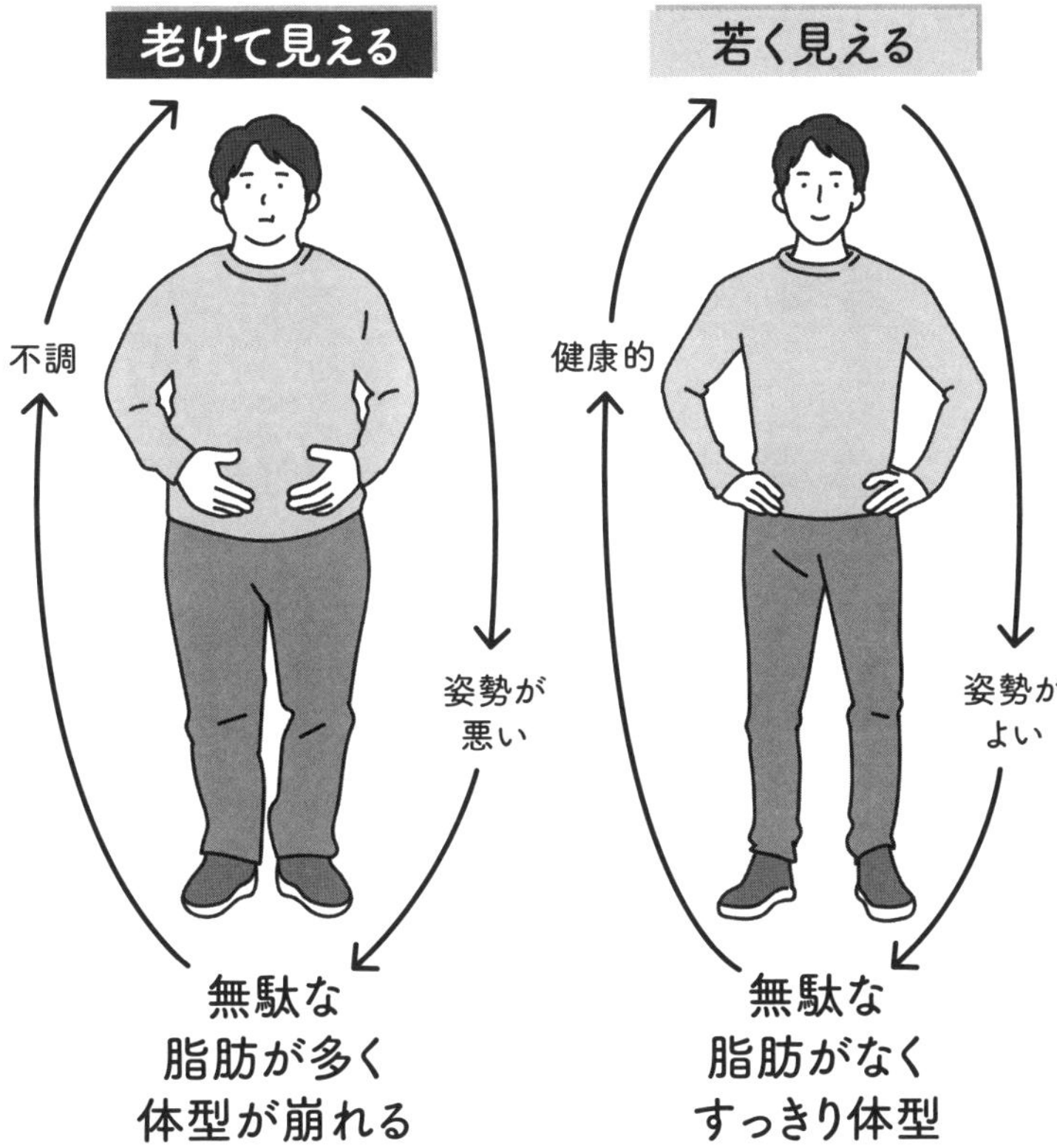
老けて見える
不調
姿勢が悪い
無駄な脂肪が多く体型が崩れる
若く見える
健康的
姿勢がよい
無駄な脂肪がなくすっきり体型

歳をとるとやせすぎも注意！

45歳をすぎると、やせすぎも老けを加速させます。体重や脂肪の減少とともに筋肉も自然と落ちてしまうため、体が若々しい状態を維持できなくなります。

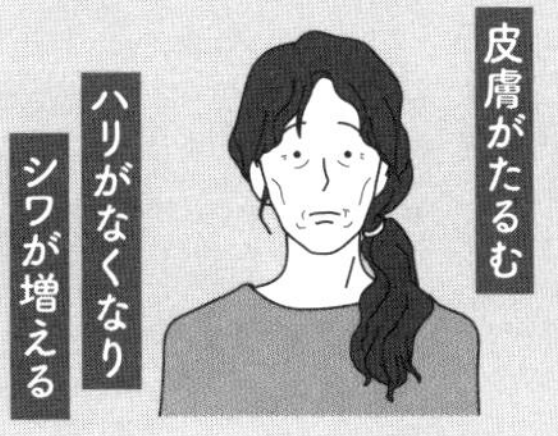
皮膚がたるむ
ハリがなくなり
シワが増える

髪・肌・爪にハリツヤがあるだけで10歳若く見える

体脂肪を適正値にし、筋肉量をキープすることが見た目の老化を加速させないためにも重要とお伝えしました。ここでは、若々しさを保つために必要な栄養成分について考えてみましょう。

　体は、髪の毛1本から足の爪まで、全て食べたものでつくられています。三大栄養素と呼ばれる生きるために必要な栄養素の炭水化物、脂質、たんぱく質のうち、**体をつくるためのメインの材料になるのは、肉や魚、卵、大豆などに豊富に含まれているたんぱく質**です。たんぱく質を材料としてつくられるものは、筋肉や骨、内臓、血液、血管、ホルモン、酵素など非常に多く、疲労回復や免疫力、神経伝達物質のもとにもなる重要な栄養素です。**ハリツヤのある肌や髪、健康的な爪は、たんぱく質が十分に足りていて、体の機能がしっかり働いている証拠**といえます。

　もちろん、たんぱく質さえあれば完璧というわけではありません。健康的な体を維持するためには脂質もほどよくとり、ダイエットの天敵と思われがちな炭水化物（糖質）も必要です。また、活性酸素を打ち消すβカロテンやリコピン、うるおいをもたらすコンドロイチン硫酸やセラミドなど、さまざまな栄養成分があってこそ、美しい肌や髪、爪を保つことができます。本書では身近な若返り食材をたくさん紹介して、今よりマイナス10歳若く見える体になれるようサポートします。

髪・肌・爪が変わるだけで印象が変わる

老けて見える印象に拍車をかけるパサパサの髪やガサガサの肌、ボロボロの爪。髪・肌・爪にハリツヤがあるだけで若々しい印象を与えられます。

老けて見える　　**若く見える**

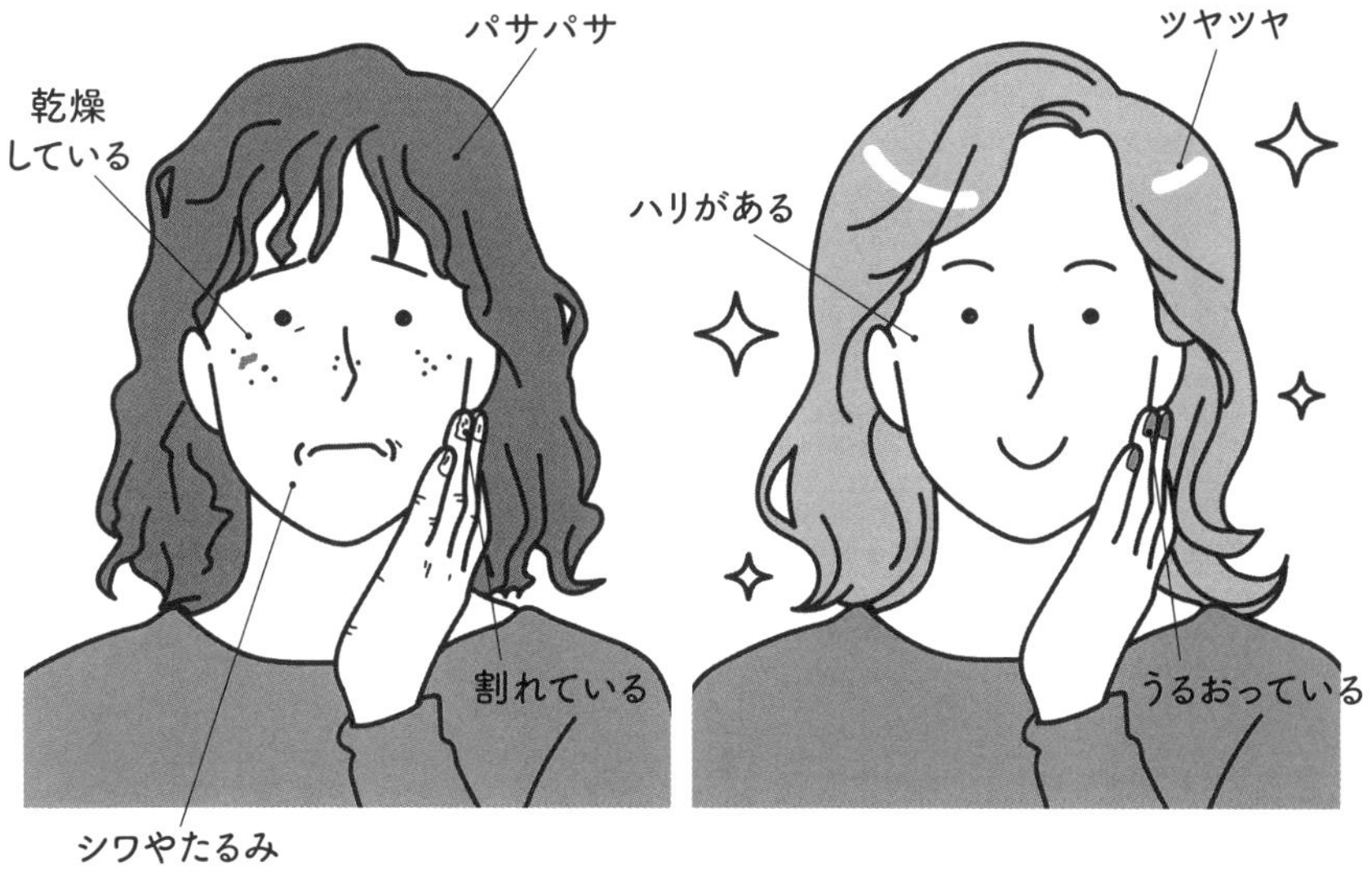
パサパサ
乾燥している
割れている
シワやたるみ
ツヤツヤ
ハリがある
うるおっている

美しさを保つためには「たんぱく質」が必須

たんぱく質の働き

体をつくる

筋肉・骨・内臓・血液・
血管・ホルモンなどのほか、
髪や肌、爪も
たんぱく質でできている

体調を整える

免疫力を高める、
エネルギーを生み出す、
脳の活動に必要な
神経伝達物質をつくる

『早く老ける人』と『いつまでも若い人』の生活習慣

老けている人と若々しい人は生活習慣に違いがありました。一つ一つはなんてことはない習慣が積み重なり、見た目や健康に影響を与えます。

人の生活

朝ごはんを食べない

若返るために必要な栄養素がとれないため、新しい細胞をつくり出せない＆古い細胞を外に排出できません。

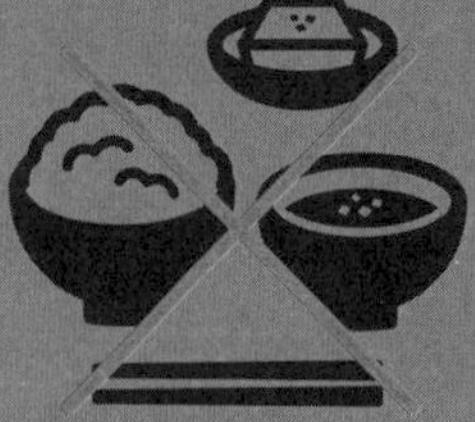

睡眠時間が短い

成長ホルモンが分泌されず、免疫力も低下。自律神経の乱れが過食を招き、肥満に繋がります。

朝ごはんをしっかり食べる

若返りに必要な栄養が確実にとれ、昼食や夕食の食べすぎも防止。代謝が高まり、新しい細胞がつくれる体に。

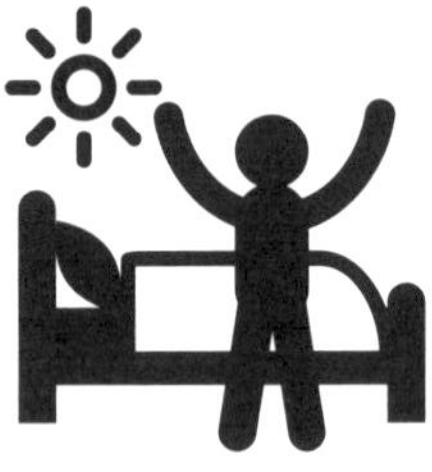

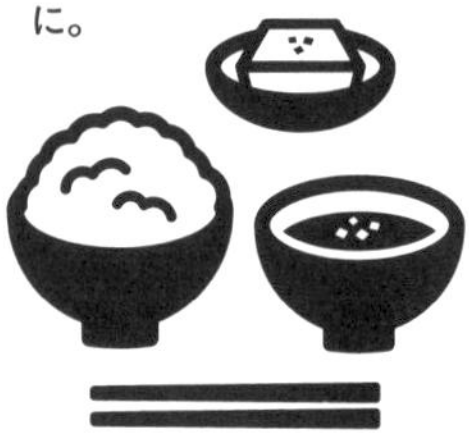

睡眠時間を確保できている

成長ホルモンが分泌され、免疫力もアップ。自律神経も整うので、無駄な食欲も抑えられます。

人の生活

早く老ける

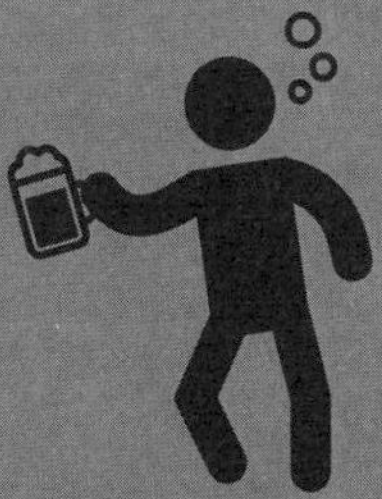

毎日たくさんお酒を飲む

飲酒量が多いと水分不足、代謝不良、暴食、肥満などの原因となり老化が加速します。

ストレスが多い

イライラは、血管の収縮につながり、高血圧やドロドロ血液の原因に。たばこも病気のリスクが高まるだけでメリットなし！

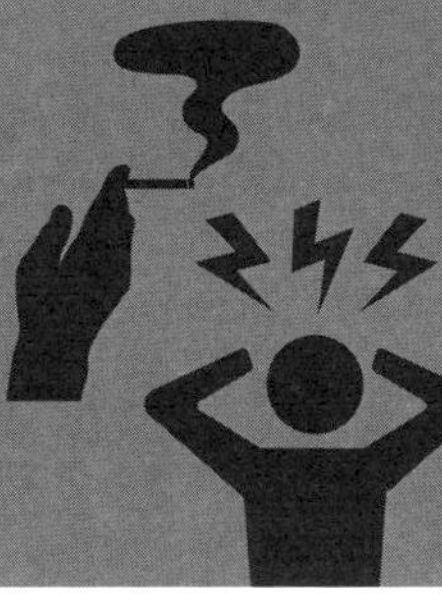

昼食・夕食の食べすぎ＆間食も欠かさない

朝食を抜くとその後の食事量が多くなり、血糖値上昇、スイーツやスナックなどの間食の食べすぎにも繋がります。

いつまでも若い

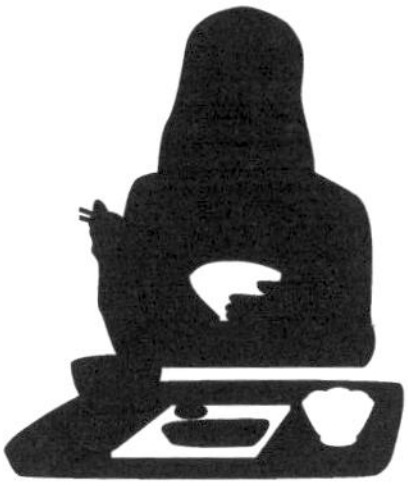

必要な栄養素をとっている

若返りに必要な栄養素を知って、栄養不足や栄養過多にならない食生活。老けの原因活性酸素の攻撃を防ぐ、高い抗酸化力も備わっています。

日常生活で体を動かすことが多い

掃除や買い物など、日常の何気ないことでも体を動かすくせがついていると、筋肉が弱らず、脳も若々しくポジティブな状態でいられます。

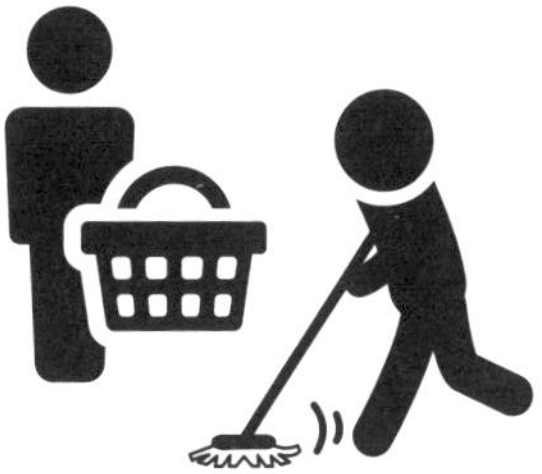

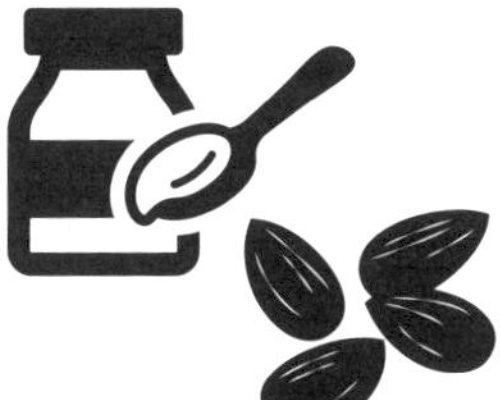

食べすぎず、栄養価を考えた間食ができる

朝食をしっかり食べていれば、暴食に走ることはありません。心に余裕が生まれ、体がよろこぶ健康的な間食が楽しめます。

老化の元凶『活性酸素』はしっかり食べて撃退する

「活性酸素」は、増えすぎると病気や老化を引き起こす困りものです。**いつまでも元気で若々しい毎日を送るために、強力な抗酸化力を備えた食品をせっせと食べて打ち消しましょう。**

活性酸素とは、呼吸によってとり込んだ酸素の一部が、強い酸化作用を持つ物質に変化したものです。体は活性酸素を打ち消す抗酸化物質をつくることができるので、適度な量なら心配ありません。ところが、紫外線やたばこ、激しすぎる運動、大気汚染、ストレスなどにより活性酸素はどんどん増え、細胞を傷つけ体に「酸化」というダメージを与えるようになります。その結果、皮膚の老化や生活習慣病、がんなどの病気を招くのです。

そこで活性酸素に対抗する栄養成分の豊富な食材の出番です。代表選手はにんじん、ほうれん草、ピーマン、かぼちゃ、モロヘイヤなどの緑黄色野菜に含まれるβカロテン。油と一緒に食べると吸収率がアップします。くだものには、酸化を防ぎ老化や動脈硬化を予防するビタミンCが豊富です。また、LDL（いわゆる悪玉）コレステロールの増加を抑えて心臓などの病気を予防する効果も。熱に弱く水に溶ける性質があるので、生のまま食べるのがおすすめ。アボカドやモロヘイヤ、卵、アーモンドなどは、若返りのビタミンと呼ばれるビタミンEが豊富です。

活性酸素を増やさないように、紫外線対策やストレス解消も同時に行いましょう。

体の中に活性酸素が増えると老ける

体内で増えすぎた活性酸素は、細胞を傷つけ、白髪や肌荒れなどの老けて見える原因に。また、生活習慣病やがんなどさまざまな病気のリスクを上げます。

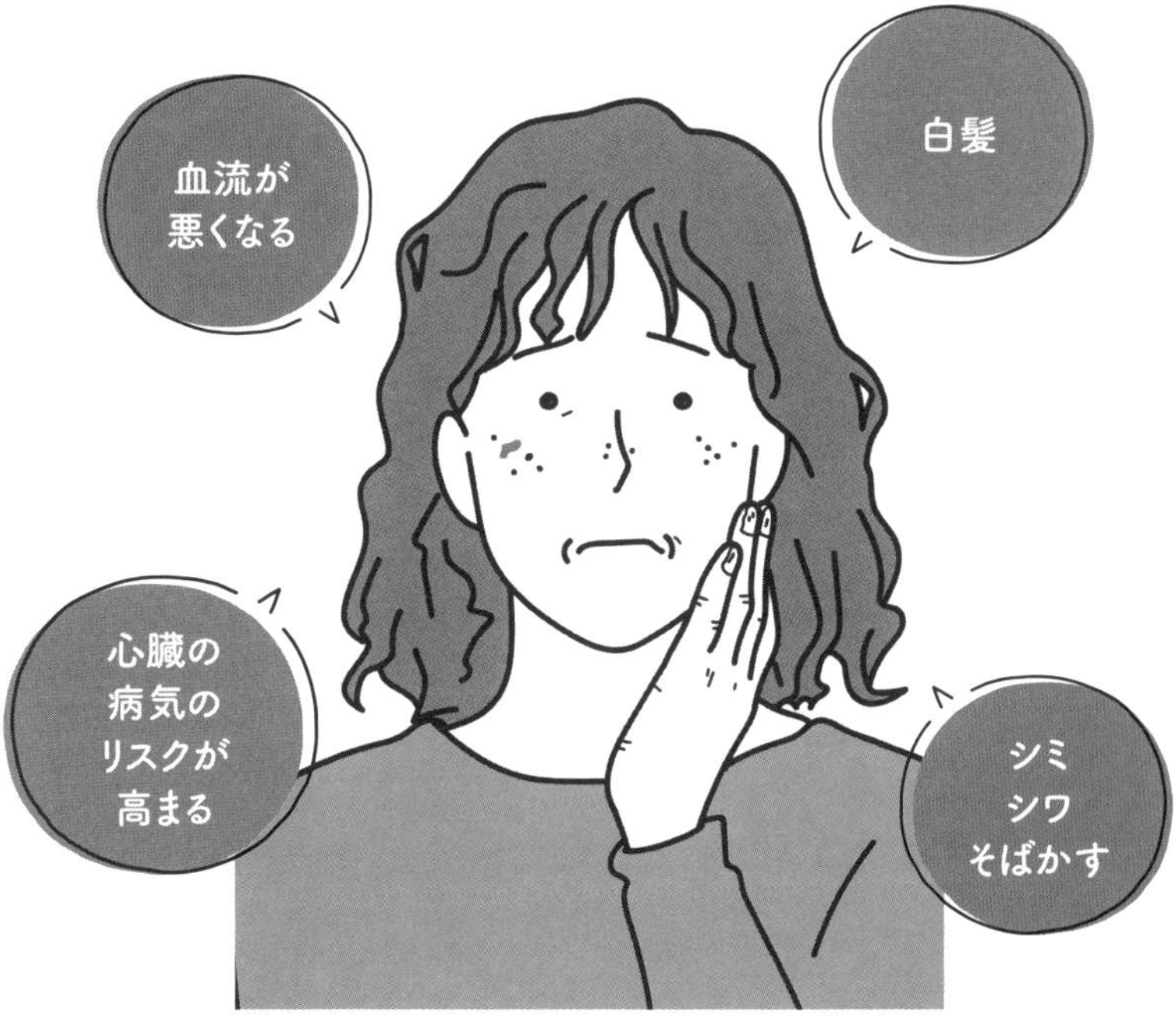
血流が
悪くなる
白髪
心臓の
病気の
リスクが
高まる
シミ
シワ
そばかす

活性酸素を減らす方法

**しっかりと
休養と睡眠をとる**

**適度に
運動をする**

**抗酸化作用のある
食材を食べる**

βカロテン、ビタミン群、
ポリフェノール類などを
多く含む食材を
積極的に食べましょう!

若返りに効く最強三大食材 ❶

栄養成分が超優秀『卵』

若返る体をつくるために、一番のおすすめ食材はと聞かれたら、迷わず「卵」を選びます。なぜなら卵は、若返りに必要な多くの栄養成分を含む超優秀な「完全栄養食品」だからです。卵ほど若返りに欠かせない栄養素が多彩に詰まった食材はほかにはありません。私は、**卵を若返り食材として毎日の食事にとり入れて、1日1個、1週間に6個を目安に食べる**ことをおすすめしています。P.56で紹介する「若返り朝食」は、和食と洋食がありますが、どちらにも卵料理を入れています。

たんぱく質が豊富に含まれている食材はたくさんありますが、卵は別格。9種の必須アミノ酸（体内で十分に合成できず、食事からとらなければならないアミノ酸のこと）をバランスよく含んでいる、とても良質なたんぱく質です。また、体に吸収されやすい鉄（ヘム鉄）や亜鉛、ビタミンAやビタミンB群などミネラルやビタミンも豊富。**たんぱく質、鉄、亜鉛は肌の調子を整えるのに必要で、ビタミンB群は代謝を活発にしてくれるのでダイエット効果がアップします。**

コレステロールが心配だから、卵はあまり……と控えている人がいますが、それは古い常識です。食事からとるコレステロールが、直接コレステロール値につながるわけではありません。しかも卵からとるコレステロールは、肌のうるおいを保持してくれるうれしい効果も期待できます。

卵は最強の完全栄養食

卵には美容、健康のためにとりたい栄養素がたくさん入っています。体の中から若返るためにも、１日１個を目安に、週６回は食べましょう。

卵には５大栄養素＋アミノ酸９種類 全て含まれています

※食品成分表2024年版準拠　※日本人の食事摂取基準2020年版準拠（推定平均必要量）

たんぱく質
5.7g／約14%

1日に必要な量の約14%[※1]を占めているということ。

エネルギー
71kcal／約4%

脂質
4.7g／約9%

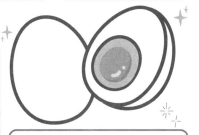

ビタミン

ビタミンA（レチノール当量）	105μg／約21%
ビタミンD	1.9μg／約22%
ビタミンE	0.7μg／約12%
ビタミンB_1	0.03mg／約3%
ビタミンB_2	0.19mg／約21%
ナイアシン	1.6mg／約16%
ビタミンB_6	0.05mg／約5%
ビタミンB_{12}	0.6μg／約28%
葉酸	25μg／約12%
パントテン酸	0.58mg／約12%
ビオチン	12.0μg／約24%

ミネラル

カルシウム	23mg／約4%
マグネシウム	5mg／約2%
鉄	0.8mg／約9%
亜鉛	0.6mg／約17%
銅	0.023mg／約5%
セレン	12mg／約60%

※１『30〜49歳女性』『活動レベル１』の方を基準にし、１日に摂取したい目標値の中央値を算出しています

おすすめの食べ方

１日１個でダイエット効果

たんぱく質×ビタミンB群で代謝が高まります。1日1個でダイエット効果もバッチリ。

食べ方はシンプルに

ゆで卵、目玉焼き、だし巻き玉子など、卵を楽しむためのシンプルな食べ方がおすすめ。

食事にプラスでバランスアップ

卵は完全栄養食品と呼ばれるほど栄養が豊富。栄養バランスが心配なときも卵をプラスすればOK！

若返りに効く最強三大食材 ② スーパーフード『納豆』

マイナス10歳若返りたいなら、1日1パックの「納豆」も絶対に食べておきましょう。「畑の肉」といわれるたんぱく質たっぷりの大豆の栄養を、**納豆菌で発酵させて何倍にも増やし、大豆にはない栄養成分までつくり出している、まさに日本が誇るスーパーフード**なのです。

植物性たんぱく質の宝庫、大豆からつくられる納豆。**納豆の成分の中でも注目すべきは、若返り成分「ポリアミン」です。肌や髪など見た目の若返りをはじめ、免疫機能の若返り効果、動脈硬化の抑制、ダイエット効果**などが報告されています。

納豆は、脂肪をスムーズに分解するビタミンB_2も豊富です。ビタミンB_2の多い食材は、ほとんどが動物性食品で、脂質やコレステロールを含みますが、それらに比べ脂質が少ない納豆は余分な脂質をとり込むことなくビタミンB_2が補給できます。

また、**納豆特有の健康成分ナットウキナーゼは、血栓の溶解を促し、血液をサラサラにする効果**が。

そのほか、髪にうるおいを与えるコンドロイチン硫酸、ストレス太りを防ぐパントテン酸も、注目の栄養成分。免疫力を強化する作用もあるので、納豆はストレス時代に欠かせない食材なのです。

最強の『若返り朝食』に含まれている**卵と納豆は、若返り効果を飛躍的に高める最強タッグ**。生卵と納豆、卵焼きと納豆、納豆オムレツなど、毎日食べれば相乗効果で10歳若返るのも夢ではありません。

栄養的にも優れたスーパーフード「納豆」

1日1パックを目安に食べたい納豆は、栄養価が高いスーパーフード。ポリアミンやナットウキナーゼなどほかの食材ではなかなかとれない健康成分も魅力です。

ビタミン類

ビタミン B_2
細胞の新生や成長を促進する

ビタミン E
老化防止や血行促進

ビタミン K
骨を丈夫にする

注目成分

注目したい若返り成分

ポリアミン
免疫機能の若返り効果

納豆菌
腸の調子を整える

大豆サポニン
抗酸化作用があり、コレステロールや中性脂肪を低下させる

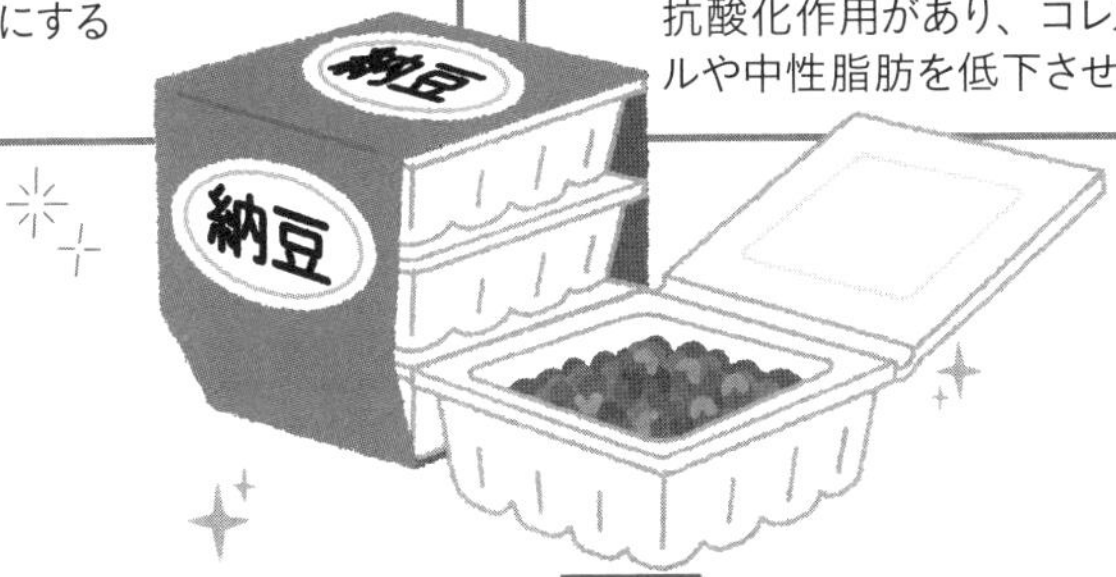

酵素

ナットウキナーゼ
血栓溶解や高血圧予防になる

リパーゼ
脂質を分解する

アミラーゼ
糖質を分解する

プロテアーゼ
たんぱく質をアミノ酸に分解する

ミネラルと脳に働く成分

レシチン
記憶力や集中力を高める

トリプトファン
精神安定、催眠、鎮痛効果

銅
髪の色や美しい肌を保つ

鉄
貧血を予防する

おすすめの食べ方

1日1パックで若返り効果
毎日食べ続ければ、見た目や免疫機能の若返り、血液サラサラなどさまざまな効果があります。

卵と組み合わせてパワーアップ
若返り食材のトップである卵と組み合わせれば最強。納豆オムレツ、納豆と生卵など相性も◎。

ダイエットと若返りには朝食がおすすめ
夜に食べてももちろんいいですが、代謝が上がって脂肪燃焼が期待できる朝がおすすめです。

PART 2

管理栄養士が教える『やせる』最強の食事

老けて見える代表的な理由の 1 つが肥満。
ですが、むやみにやせればいいというわけではありません。
やせて、若返るためにはきちんと食べること。
まずは、「最強の若返り朝食」からはじめましょう。

CONTENTS

P.42　ダイエットを邪魔する4つの原因

P.44　原因❶ リバウンド
リバウンドするたびに『やせない体』に

P.46　原因❷ やせる栄養素が足りない
『たんぱく質×ビタミンB群』が最強にやせる組み合わせ

P.48　原因❸ 腸内環境が悪い
腸内に『やせ菌』を増やす方法

P.50　原因❹ 食べていい量がわからない
食事の適量がわかる『手ばかり』で過食を改善

P.52　飲み物を『濃い緑茶』に代えたら脂肪がみるみる燃える

P.54　『朝食』を食べ始めたらみるみるやせる体に！

P.56　管理栄養士が教える最強の『若返り朝食』

P.60　『塩麹酢キャベツ』で食べすぎ防止＆食べすぎをリセット

P.62　いつもの料理がやせおかずに!? 脂肪燃焼『しょうがオイル』

P.64　『アーモンドの若返りビタミン』で老化をストップ

P.66　『豚肉×玉ねぎ』の黄金コンビで糖質、脂肪が燃えていく

P.68　『朝イチのホットミルク』で眠りながらやせる

P.70　やせおかずは『生魚（刺し身）』やせつまみは『焼き魚』

P.72　食べすぎを止める！『食前のオレンジジュース』

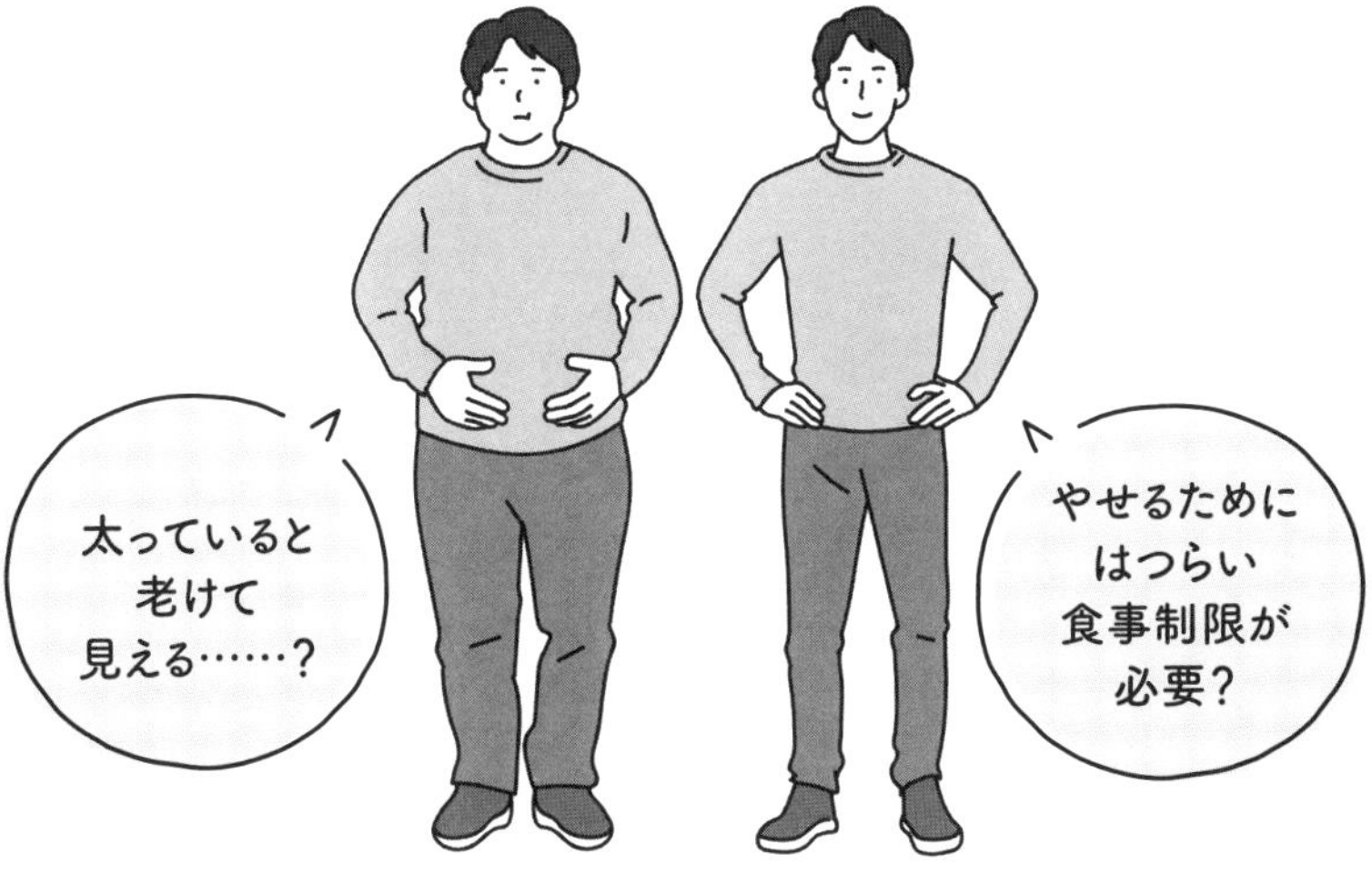
太っていると
老けて
見える……？
やせるために
はつらい
食事制限が
必要？

する4つの原因

チェック。それを改善すればみるみる変化すること間違いなし！

1 リバウンド

ダイエットをした人の多くは**「リバウンド」を経験したことがある**のではないでしょうか。リバウンドするといままで以上にやせにくくなってしまいます。**リバウンドしてしまうメカニズムはP.44で詳しく紹介**します！

食べる量を減らす
▼
筋肉量が減る
▼
代謝が落ちる
▼
いつもの食べる量に
戻しただけで太る

P.44へ

2 やせる栄養素が足りない

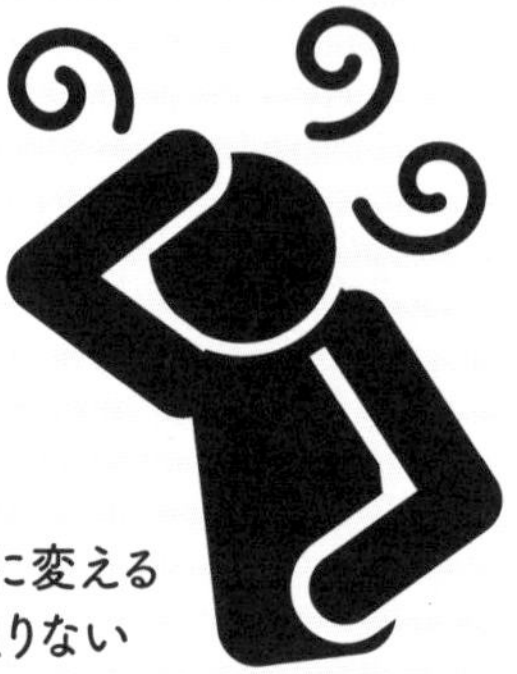

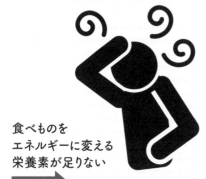

食べものを
エネルギーに変える
栄養素が足りない

やせたいからといって、**食事の量を減らしただけではだめ**です。また、体をつくる**たんぱく質だけをたくさん食べればいい！というのも違います。代謝を助ける栄養素を知り**、それらを含む食材をバランスよく食べることがポイント。しっかりと食べて、エネルギーを発散できる体にしていきましょう。

P.46へ

ダイエットを邪魔

ダイエットがうまくいかない人は、１～４であてはまるものがないか

3 腸内環境が悪い

腸内には1000種類以上の腸内細菌が生息していて、**善玉菌、悪玉菌、日和見菌と呼ばれる菌のバランスが乱れることで不調が起こります。**太りやすくてやせにくい体になってしまうのもそのためです。食事を変えて、**やせるための菌を増やすことで、体が一気に変化していくはず**です。

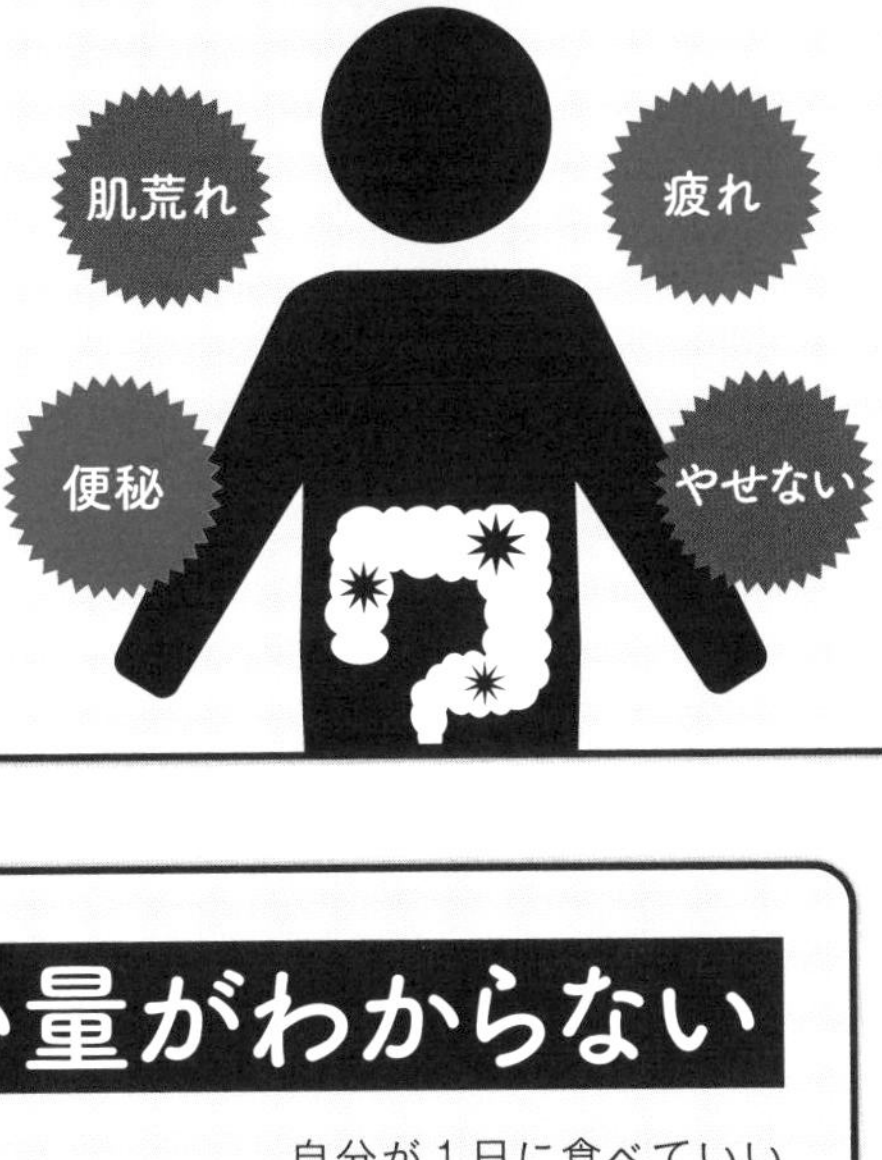

P.48へ

4 食べていい量がわからない

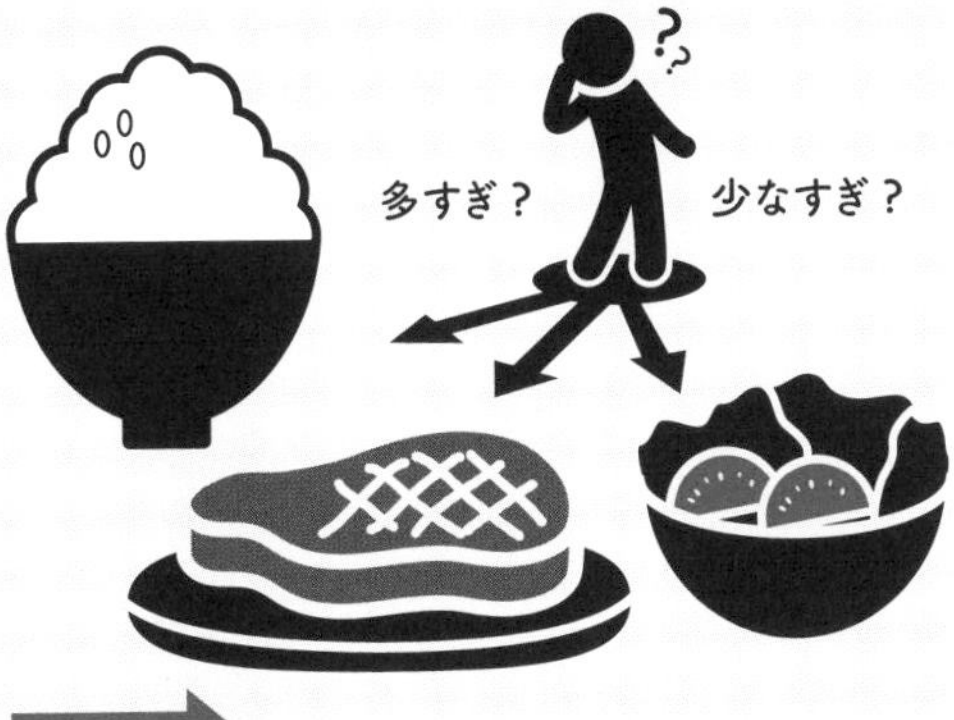

自分が１日に食べていい量を知るためには、**手のひらを基準にするのがおすすめです。**その人の体格に合ったサイズであることが多いからです。**面倒なカロリー計算もなく、自然と食べる適量が身につく**のでぜひ P.50を参考にしてみてください。

P.50へ

ダイエットを
邪魔する
4つの原因

1

『リバウンド』

▼

リバウンドするたびに『やせない体』に

苦労してダイエットしたのに、以前の体重に戻ってしまう「リバウンド」。ときには、ダイエット前よりも体重が増えてしまうこともあります。その理由はとてもシンプル。**「体によくないダイエットは、リバウンドする」ということです。**

典型的なのは、簡単で確実に体重が落ちるという単品ダイエットや、無理な食事制限がメインの短期ダイエット。栄養不足が続くと危機を感じた脳や体が元の状態に戻すよう体に働きかけます。リバウンドは体の防御反応。短期間で簡単に大幅にやせるダイエット法は試してみたくなるかもしれませんが、そういうものほどリバウンド率が高いといえます。

また、「とりあえず体重が落とせれば、たとえリバウンドしても、またダイエットすればいい」と軽く考えている人は、リバウンドするたびに、**筋肉量が減って脂肪が燃えにくい体になるということを見落としています。**おまけに、**肌や髪はツヤやハリを失い、一気に老け込んでしまいます。**そんな自分になるために、食べたいものも制限してがんばったわけではないはずです。

がまん大会のようなダイエットとリバウンドを繰り返すのは、もうやめにしましょう。**本気でやせたいと思うなら、きちんとおいしく食べること。**「1〜3カ月で現在の体重の5%を減らす」を目標にすれば、リバウンドすることはまずありません。誰でも確実にきれいにやせることができます。

リバウンド後はダイエット前よりやせない体に！

食事制限でやせた体は、気がつかないうちに筋肉量が減っている可能性も。筋肉が落ちた体は、どんどん代謝が落ち、ダイエット前より太りやすくなっています。

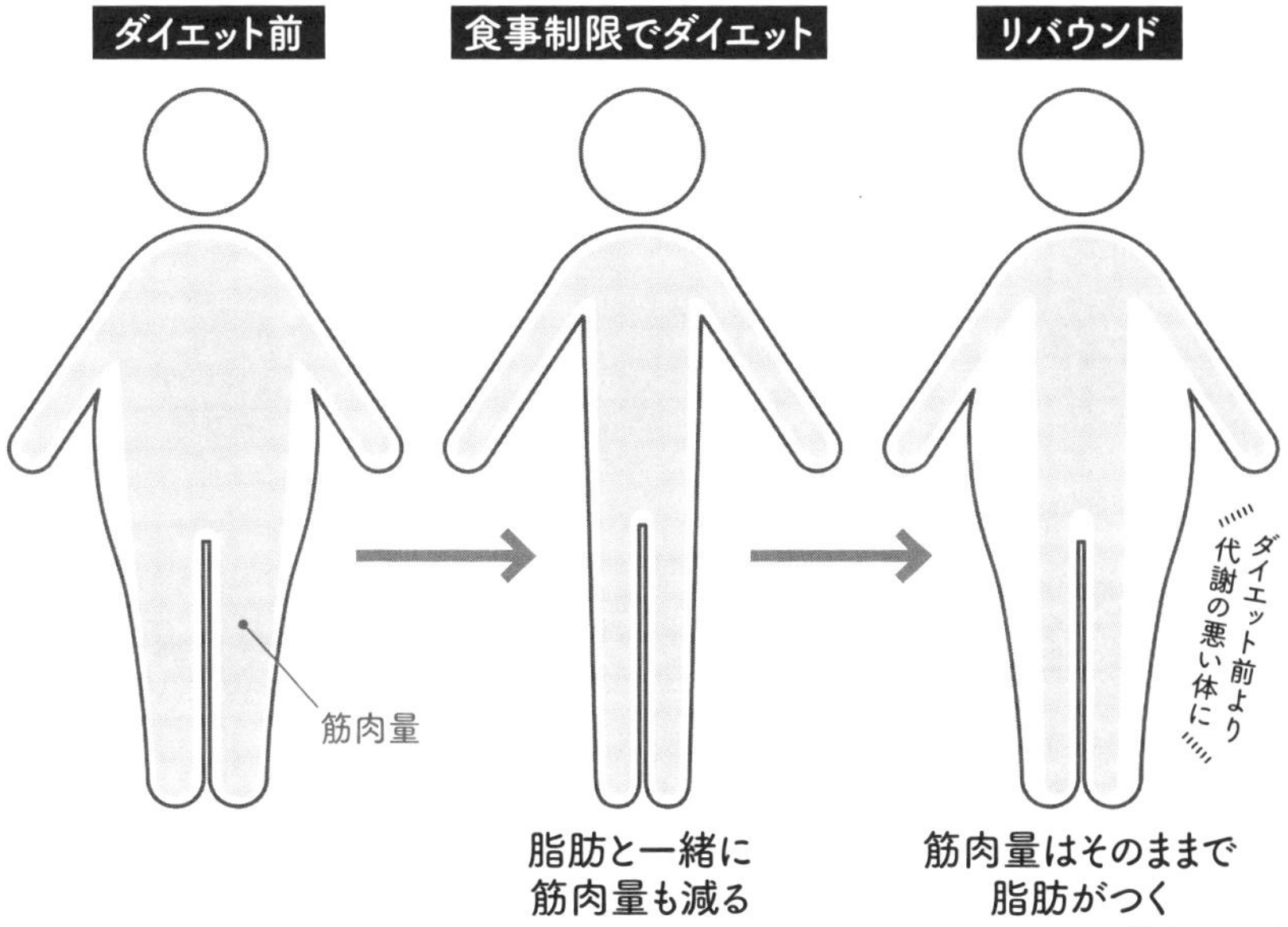
ダイエット前
食事制限でダイエット
リバウンド
筋肉量
ダイエット前より
代謝の悪い体に
脂肪と一緒に
筋肉量も減る
筋肉量はそのままで
脂肪がつく

※イメージ図

極端なダイエットは基礎代謝が落ちる

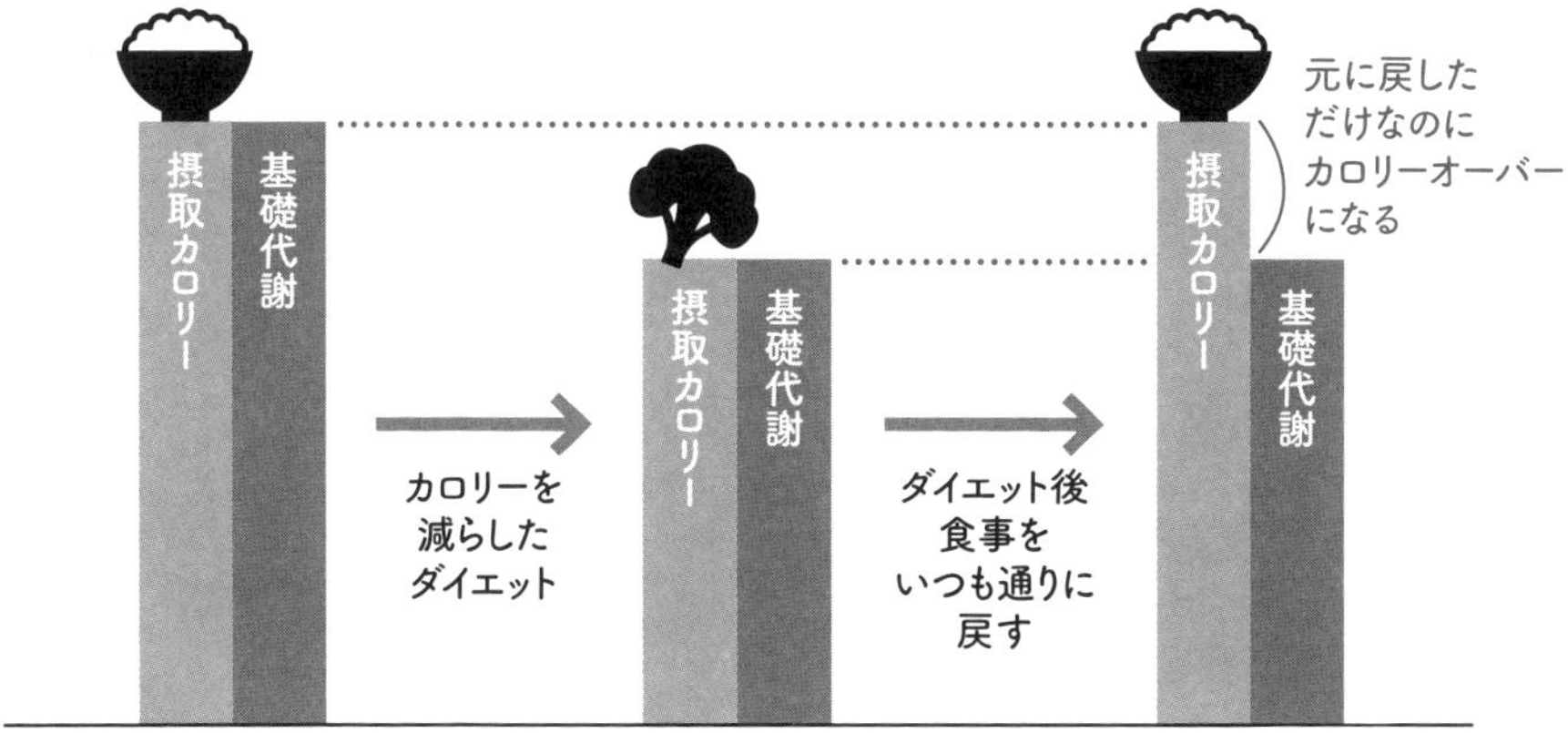
摂取カロリー
基礎代謝
カロリーを
減らした
ダイエット
摂取カロリー
基礎代謝
ダイエット後
食事を
いつも通りに
戻す
元に戻した
だけなのに
カロリーオーバー
になる
摂取カロリー
基礎代謝

※イメージ図

ダイエットを邪魔する4つの原因

②

『やせる栄養素が足りない』

▼

『たんぱく質×ビタミンB群』が最強にやせる組み合わせ

リバウンドを経験して、きついカロリー制限ではなく、**間食やお酒を控えて地道にがんばっているのに、やせないという悩みもよく聞きます。そういう人は、やせるために必要な栄養成分が不足しているケースがよくあります。**

　摂取カロリーを消費カロリーよりも少なくすればやせる。確かにその通りです。ただし、必要な栄養はしっかりとらないと、脂肪と一緒に筋肉も減ってしまいます。すると、基礎代謝が落ちるので消費カロリーも少なくなって、食べる量を減らしているのになかなかやせない、ということに。栄養が不足していると、ダイエットは成功しないのです。

おすすめは、食べものを味方につけながら、食欲をコントロールできる習慣を身につけること。やせる栄養成分の豊富な食材を積極的に食べましょう。

飲み会でも、最初に枝豆や厚揚げを食べると、太りにくくなります。枝豆には、糖質を分解するビタミンB_1と脂肪を燃焼させるビタミンB_2がたっぷり。厚揚げは比較的低カロリー・低脂肪で、同じ大きさのステーキと変わらないほどたんぱく質が豊富です。

　枝豆や厚揚げは、ほんの一例。**糖質や脂質を燃やしたり、脂肪の吸収を妨げるやせ菌を増やしたり、肌や髪をしっとり若返らせてくれる栄養成分はたくさんあります。**そんな成分が豊富に含まれる食材を、おいしく食べながらきれいにやせる。そのためのコツを色々お伝えしましょう。

カロリーをぐんぐん燃やす二大栄養素

食べれば食べるほど、体がエネルギーを消費する体になったらうれしいですよね。このおすすめの栄養素を積極的に摂取すれば停滞していた体重も落ちるはずです。

やせる栄養素

Vitamin B group

ビタミンB群

糖質、
体脂肪を燃やす

ビタミンB群は8種類

ビタミンB_1／ビタミンB_2
ビタミンB_6／ビタミンB_{12}／ナイアシン
葉酸／パントテン酸／ビオチン

ビタミンB群が
豊富な食べもの

卵
肉類
(牛肉・豚肉・鶏肉)
きのこ類

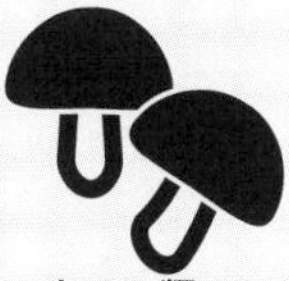
きのこ類

Protein

たんぱく質

摂取したカロリーを
体温やエネルギー
として消費

たんぱく質が
豊富な食べもの

大豆製品
(豆腐、豆乳、厚揚げなど)
肉類
魚類

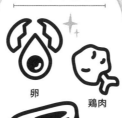

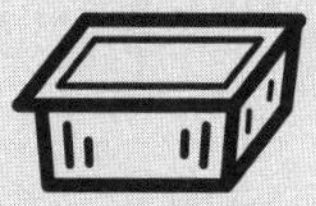
豆腐

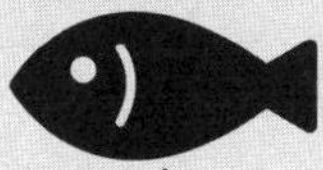
魚

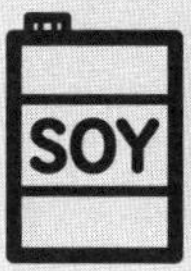

豆乳

どちらも豊富

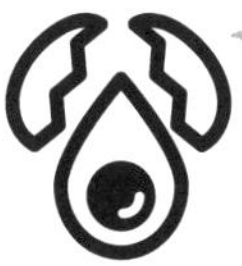
卵

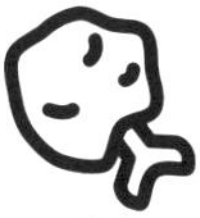
鶏肉

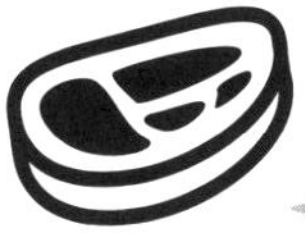
豚肉

牛肉

ダイエットを邪魔する4つの原因

3

『腸内環境が悪い』

▼

腸内に『やせ菌』を増やす方法

やせ菌がつくる「短鎖脂肪酸」の増やし方

「短鎖脂肪酸」を増やすことがやせる体への近道。それには善玉菌＋そのエサとなる食材を食べるのがポイントです。

1
善玉菌が多い食材＋
腸内細菌のエサとなる食物繊維や
オリゴ糖をとる

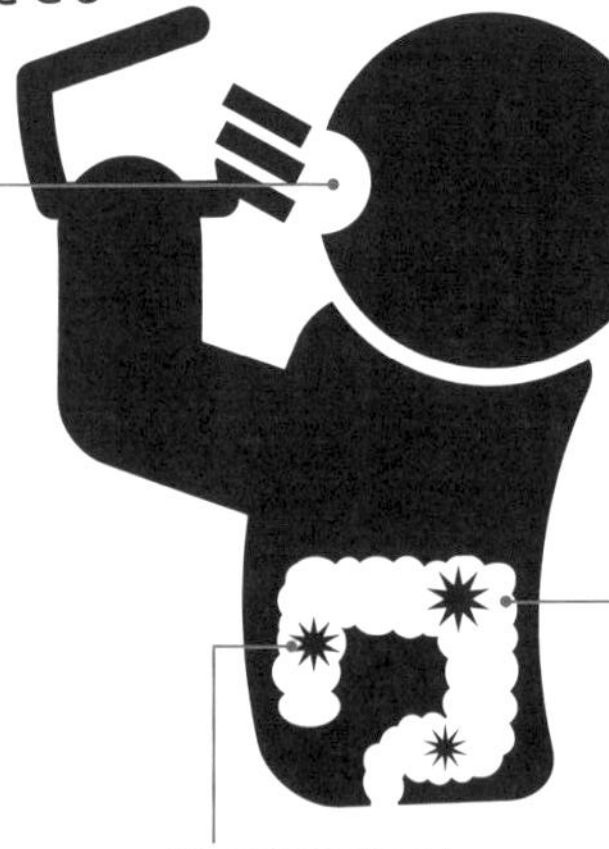

2
腸内細菌が
食物繊維を
食べて
分解・発酵

3
やせ菌によって「短鎖脂肪酸」がつくられる

腸内環境を整えると、お通じがスムーズになってダイエットにも効果があります。そのカギを握っているのが食事で増やせる「やせ菌」です。

私たちの腸内には、およそ１０００種類、１００兆個もの菌がすんでいて、善玉菌と悪玉菌、日和見菌に分けられます。腸内に善玉菌が増えると、免疫機能がアップして感染症やがんになりにくくなり、コレステロール値が低下します。さらに、ダイエットの強い味方「短鎖脂肪酸」も多くなります。

太るのは、脂肪細胞が血液中の脂肪を

「短鎖脂肪酸」ってこんなにスゴイ!

腸内に短鎖脂肪酸をつくる「やせ菌」が増えると、やせる、元気になる、健康診断の数値がよくなるなどうれしい変化が実感できることでしょう。

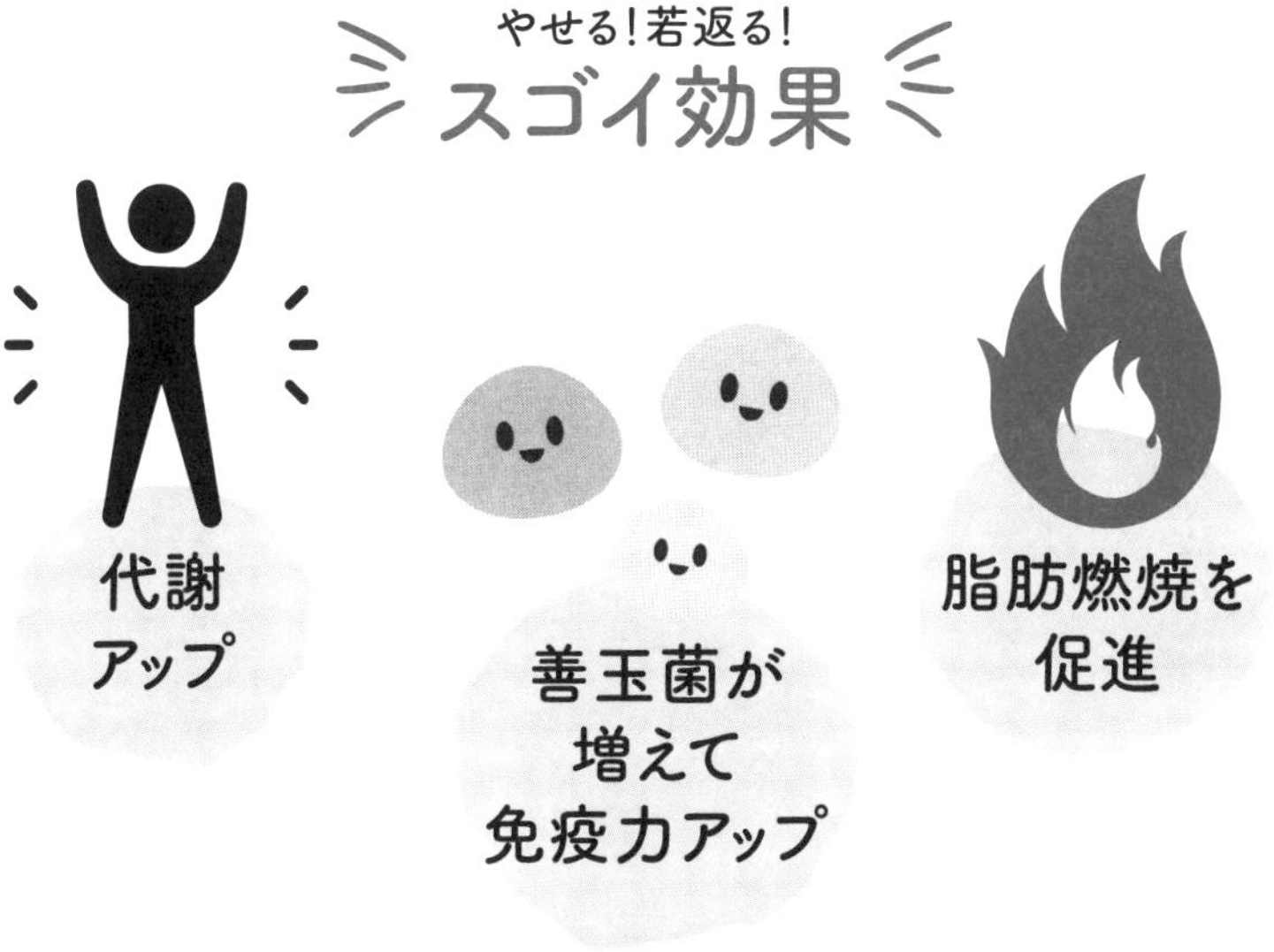
やせる!若返る!
スゴイ効果
代謝アップ
善玉菌が増えて免疫力アップ
脂肪燃焼を促進

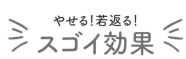

とり込んで大きくなるから。**短鎖脂肪酸は、脂肪細胞が脂肪をとり込むのを邪魔して、体に脂肪が蓄積するのを防ぎます。**食欲のコントロールや、脂質やブドウ糖を燃やす働きも。つまり、腸内に短鎖脂肪酸が多いほどやせやすくなるのです。

短鎖脂肪酸をつくり出す腸内細菌は、通称「やせ菌」と呼ばれています。やせ菌を増やすためには、善玉菌が多いヨーグルトや乳酸菌飲料、納豆、みそなどの発酵食品をこまめに食べることが重要です。善玉菌と一緒に、そのエサになる食物繊維やオリゴ糖もとり入れましょう。おすすめの食物繊維はオートミール、ごぼう、かぼちゃ、キウイ、アボカド、納豆、わかめ、ひじきなど、オリゴ糖は玉ねぎ、バナナ、ハチミツなどに多く含まれています。

ダイエットを
邪魔する
4つの原因

4

『食べていい量がわからない』

▼

食事の適量がわかる『手ばかり』で過食を改善

「手ばかり」のやり方

自分の適量を知る「手ばかり」。厳密さは必要ありません。見合った量を知るイメージでやってみてください。

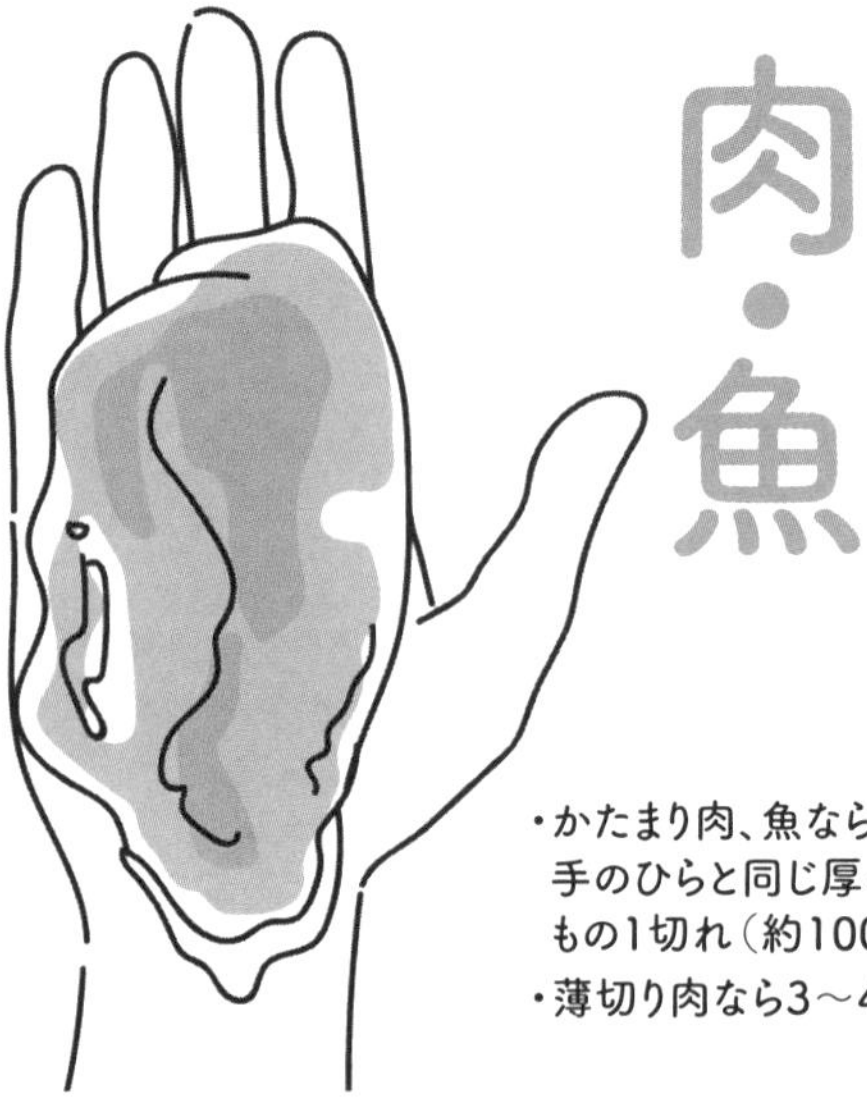

肉・魚
・かたまり肉、魚なら手のひらと同じ厚みのもの1切れ（約100g）
・薄切り肉なら3～4枚

1日で両手1杯分を目安に食べましょう

何をどのくらい食べればよいのか、簡単に知る方法があります。それは自分自身の手を使う「手ばかり」。大柄な人は手も大きく、小柄な人は手も小さいので、細かく計算しなくてもちょうどいい量がわかる便利な方法です。

たんぱく質が豊富に含まれている肉、魚、卵、豆腐は、それぞれ「手のひらサイズ」が目安になります。これは、肉なら約100グラム（かたまりは手のひらと同じ厚み、薄切りなら3〜4枚重ねる）、魚は80〜100グラム（手のひらくらいの厚みのもの1切れ）、卵は1個、

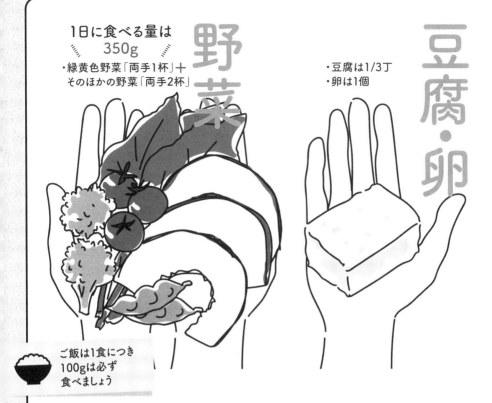

野菜

1日に食べる量は
350g

・緑黄色野菜「両手1杯」＋
そのほかの野菜「両手2杯」

豆腐・卵

・豆腐は1/3丁
・卵は1個

ご飯は1食につき
100gは必ず
食べましょう

豆腐は1／3丁。全部合わせて両手に1杯を食べていれば、1日のたんぱく質量はばっちりです。

野菜は1日に350グラムを目指しましょう。**断面の色が濃い緑黄色野菜を「両手1杯」と、そのほかの野菜を「両手2杯」**。こんなに多いのかと思うかもしれませんが、これは生の野菜の量です。炒めたりゆでたりするとかさが減って、半分ぐらいになります。**たくさん食べる日もあれば少ない日もあると思うので、3日から1週間で平均して、だいたいこのくらい食べていれば十分です。**必要な栄養素がしっかりとれていると、自然と間食が減り食欲がコントロールできるようになります。ご飯はお茶碗1杯150グラム、中性脂肪が気になって減らしたい人は100グラムを目安にしてください。

飲み物を『濃い緑茶』に代えたら脂肪がみるみる燃える

食事に気をつけていても、飲み物のカロリーは見落としがち。缶コーヒーや炭酸飲料、スポーツドリンクにもかなりの糖分が含まれているので、習慣的に飲んでいるとダイエットの落とし穴に。**やせたいならば、濃い緑茶です。豊富なカテキンが、ダイエットを強力に後押ししてくれます。**

カテキンは、渋みや苦みのもとになっている成分です。**体内に入ってきた脂肪の分解を抑えて、吸収を妨げます。血液中の中性脂肪やコレステロール、皮下脂肪を減らし、脂肪を燃やす働きもあります。**食事の前に緑茶を飲んでおけば、水分で胃がふくらむので食べすぎの予防にもなります。緑茶をたくさん飲むと、カテキンの強力な抗酸化作用が細胞膜を活性酸素から守り、がんの発生や転移を防ぐこともわかっています。

茶葉からゆっくり濃いめに入れた緑茶が一番ですが、ペットボトルの濃い緑茶でも十分効果があります。**食前に飲むと血糖値の急上昇を抑えてくれるので、食事中も意識的に飲み、１日の食事で１５０ミリリットル、１日トータルで１リットルほど飲むようにしましょう。こまめに飲むのがおすすめです。**

１つだけ気をつけたいのは、緑茶のカフェインの覚醒効果は、睡眠の妨げになるということです。睡眠時間が短いと、食欲を抑えるホルモンが減って、食欲を増やすホルモンが増えてしまうので、**就寝２〜３時間前からは飲まないようにしましょう。**

「緑茶」の魅力！ ダイエットによいワケ

緑茶にはポリフェノールの一種である茶カテキンが豊富。糖の吸収を抑えて中性脂肪の合成を抑制し、脂肪燃焼作用があるダイエットにうれしい飲みものです。

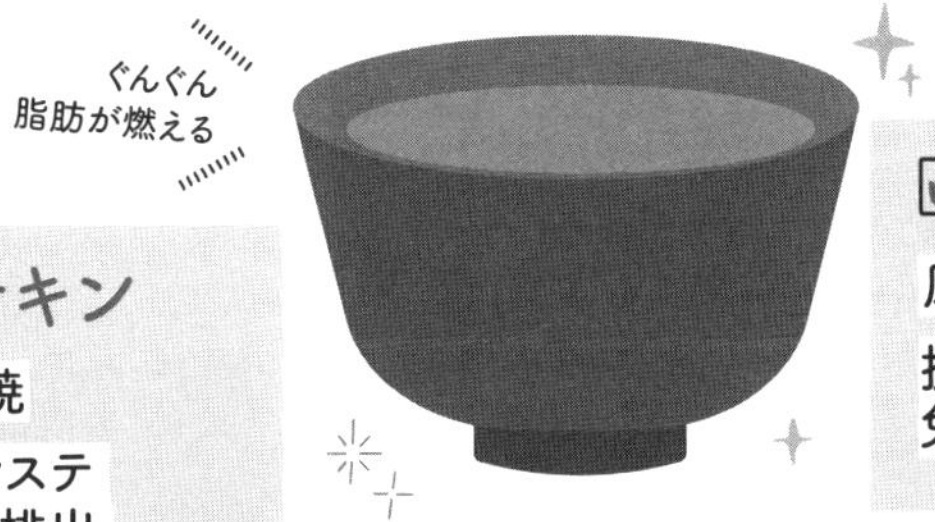
ぐんぐん
脂肪が燃える

☑カテキン

脂肪燃焼

血中コレステロールを排出

LDL（悪玉）とHDL（善玉）コレステロールのバランスを整える

☑ビタミンC

風邪予防

抗酸化作用・免疫力アップ

☑テアニン

ストレス緩和

睡眠改善

☑GABA

リラックス

不安低減

最強のやせるドリンク『濃い緑茶』の選び方と飲み方

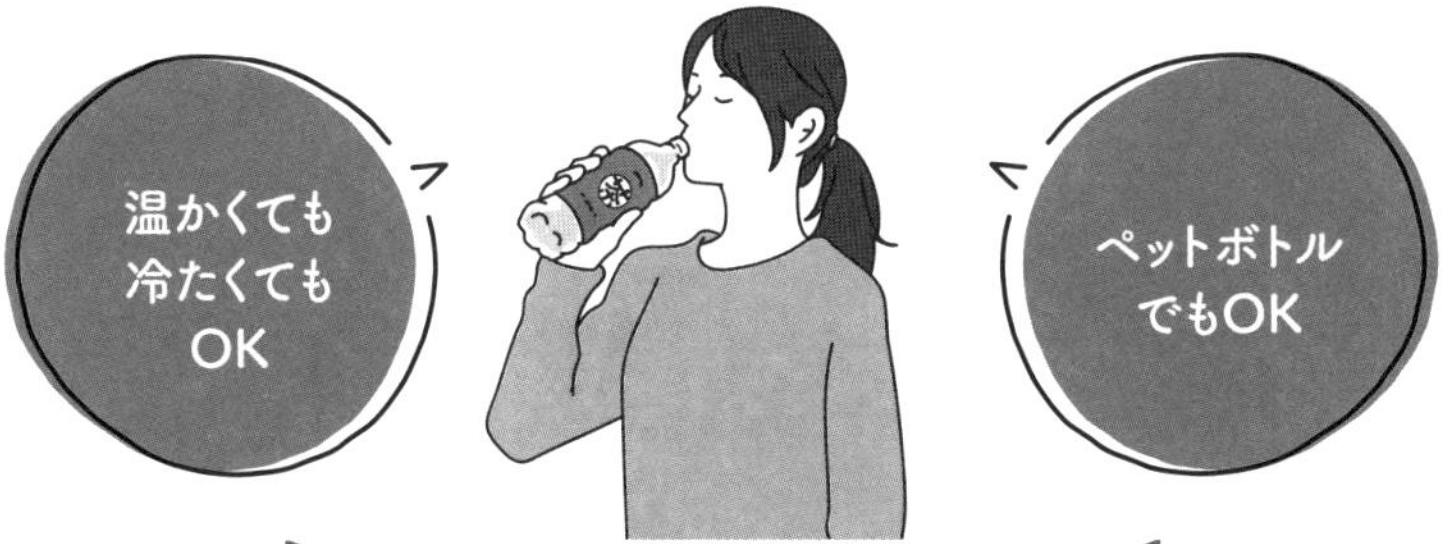
温かくても
冷たくても
OK
ペットボトル
でもOK

飲み方のポイント

1日かけてこまめに飲む

緑茶は利尿作用があるため、飲んでも数時間で排出されてしまいます。こまめに摂取しましょう。

濃い緑茶を選ぶ

複数のお茶をブレンドしたものではなく、カテキン成分の多い濃い緑茶を選ぶのがポイント。

食前に飲んで血糖値コントロール

食前に飲むことでその後の食事で血糖値が急上昇するのを抑えることができます。

『朝食』を食べ始めたら みるみるやせる体に！

いままで1万人以上のダイエットをサポートしてきましたが、最初に必ず伝えていることがあります。それは、**「本気でやせたいと思うなら、朝ごはんを毎日必ず食べる」ということです。**

朝ごはんを抜くと、脳や体がガス欠を起こし、昼食でどっさり食べるように体に命じます。お腹がすいていると、よく噛まないので空腹感が満たされず、必要以上に食べてしまいがち。また、長い空腹の後で糖質が入ってくると、血糖値が急に上がるので、インスリンが過剰に分泌されます。**インスリンの別名は肥満ホルモン。たくさん食べてもすぐにお腹が空き、甘いものに手が伸びてしまいます。**朝食を抜いているから間食しても大丈夫と思うかもしれませんが、間食のカロリーは思っている以上に高いので油断大敵です。

朝食を食べると、やせる栄養素がしっかり補えて、体内時計のズレもリセットできます。1日は24時間ですが、私たちの体の時計は24時間より少し長く、リセットしないと次第に「夜型」になってしまいます。深夜に無駄な食欲がわき、ダイエットにはNGだとわかっていても抑えられなくなります。でもそれは、意志が弱いせいではなく、体内時計が夜型になっているから。体内時計のリセットはとても大切なのです。確実にやせる第一歩は、朝食を食べること。P.56では、忙しくても続けられる最強の「若返り朝食」をご紹介します。

朝食を食べるとやせるワケ

朝食を抜いてしまうと、その後の1日の食事リズムが乱れる、血糖値が不安定になるなどの原因に。1日のリズムを整えるためにも朝食はとても重要なのです。

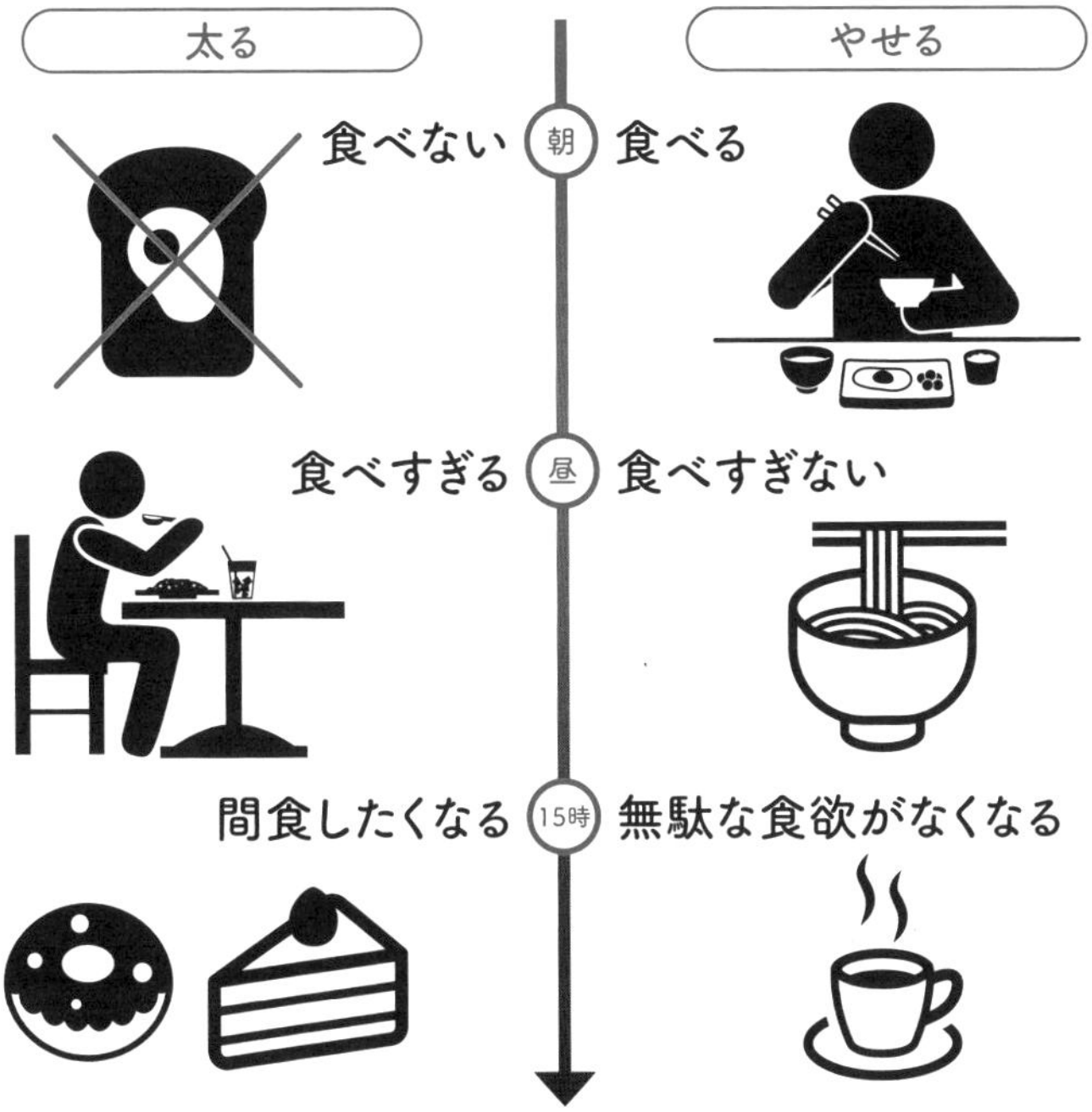
太る
やせる
食べない
朝
食べる
食べすぎる
昼
食べすぎない
間食したくなる
15時
無駄な食欲がなくなる

朝食を食べると血糖値も安定

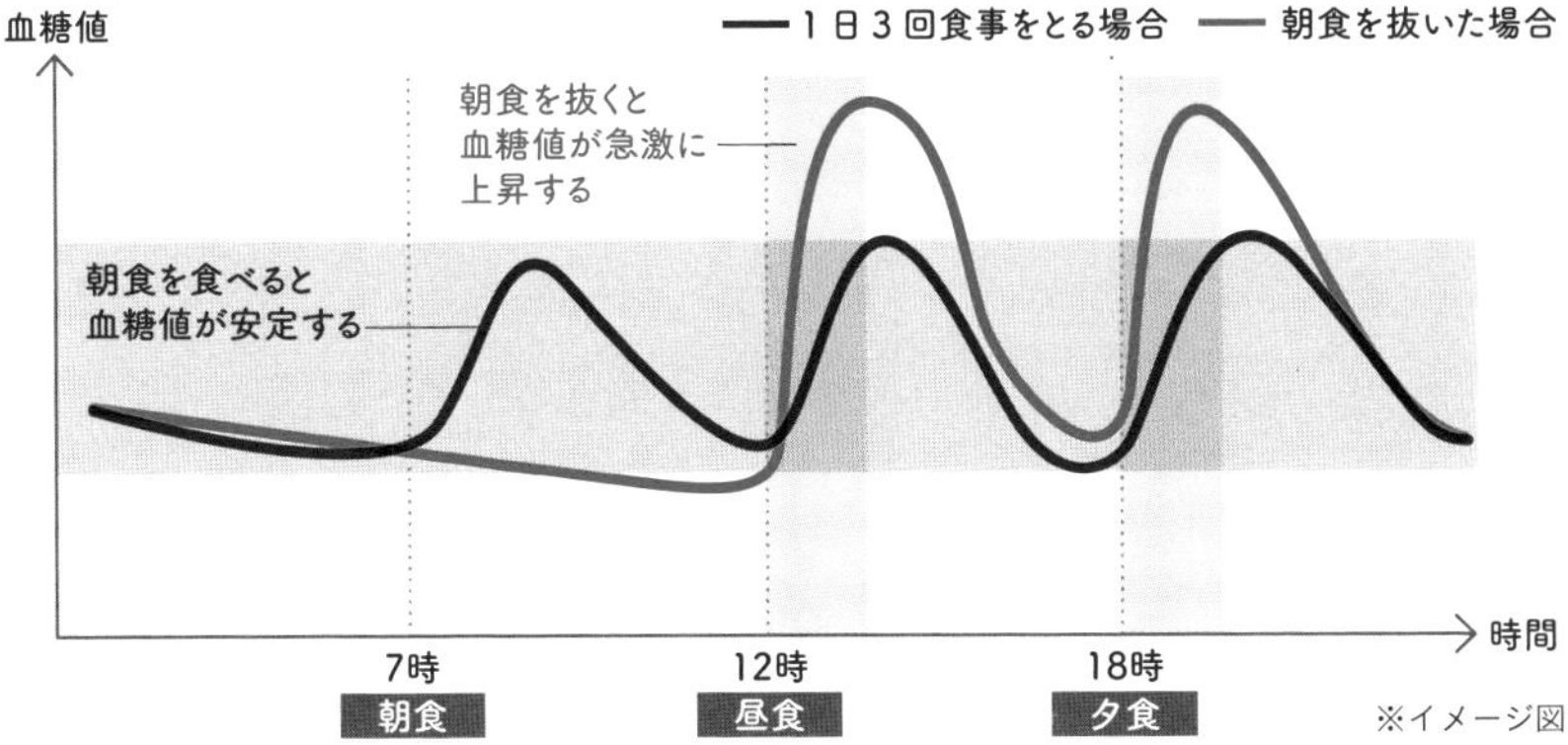
血糖値
1日3回食事をとる場合
朝食を抜いた場合
朝食を抜くと
血糖値が急激に
上昇する
朝食を食べると
血糖値が安定する
時間
7時
朝食
12時
昼食
18時
夕食
※イメージ図

最強の『若返り朝食』

『若返る栄養素』＋『必要なカロリー』を考えて朝食の献立を考案しました。

和食

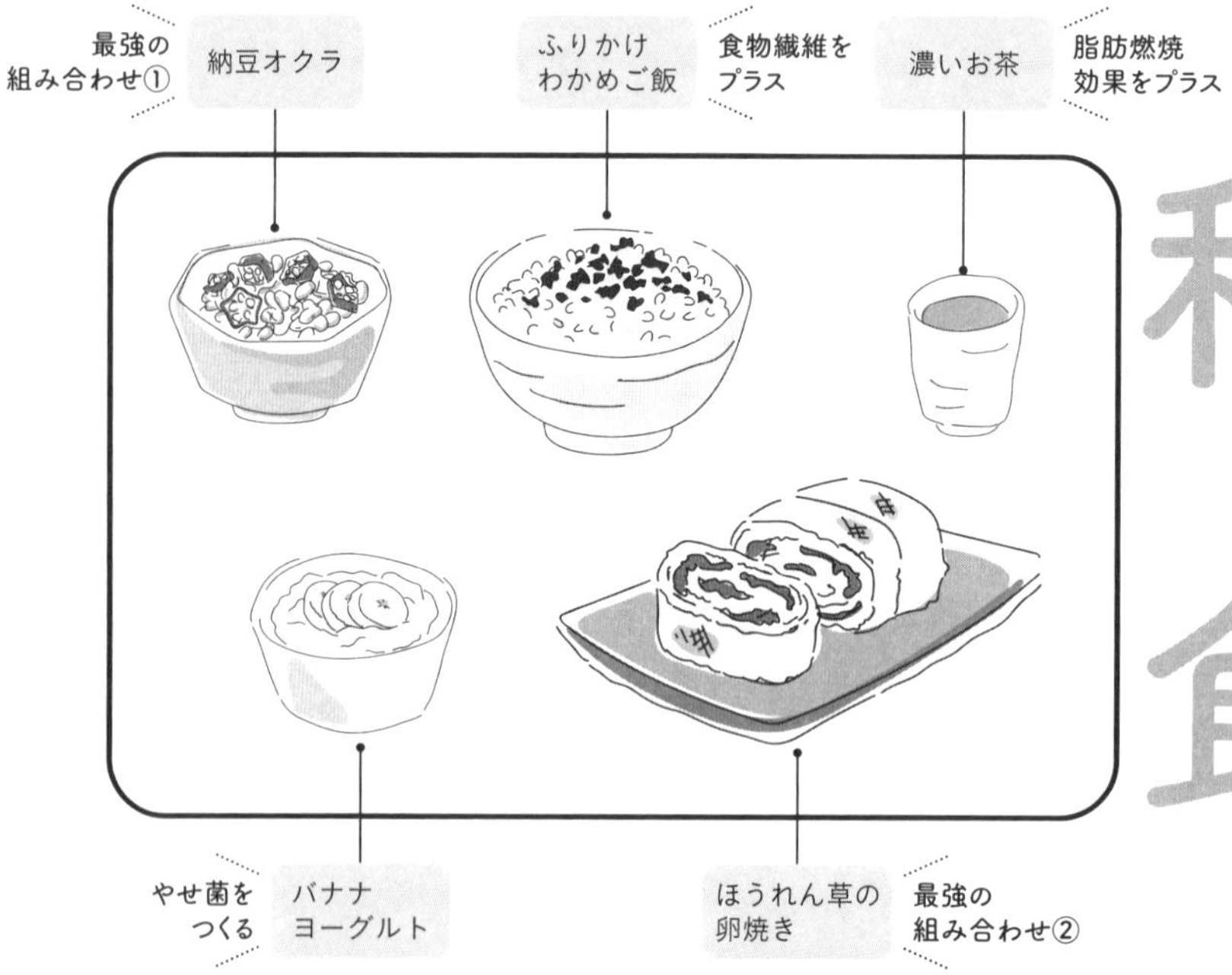

最強の組み合わせ①
納豆オクラ
ふりかけわかめご飯
食物繊維をプラス
濃いお茶
脂肪燃焼効果をプラス
やせ菌をつくる
バナナヨーグルト
ほうれん草の卵焼き
最強の組み合わせ②

最強の若返り朝食は、「腸内環境を整える」「脂肪を燃焼する」「やせ菌を増やす」ことを目的とした朝食メニュー。この朝食を1週間続ければ、体内の若返りスイッチがONになります。若返るためにもやせるためにも、栄養価の高い朝食をきちんと食べて、腸内環境を整え、食べたものを自然に代謝する力を養うことが大切。単純にヘルシーなものを食べればいいわけではありません。

和食メニューと洋食メニューに共通しているのは、**食前に「濃い緑茶」を飲むこと。**みそ汁やスープがないのは、緑茶で水分をとれることもありますが、全

管理栄養士が教える

きちんと朝食を食べることが、やせて若返るための必須事項。

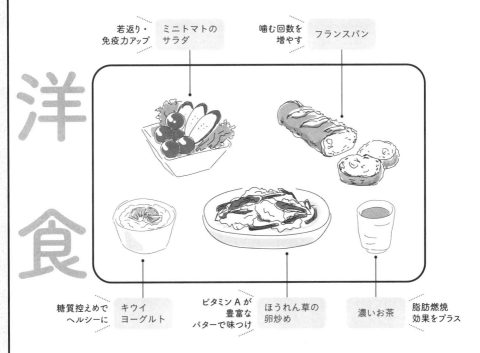

洋食

若返り・免疫力アップ　ミニトマトのサラダ

噛む回数を増やす　フランスパン

糖質控えめでヘルシーに　キウイヨーグルト

ビタミンAが豊富なバターで味つけ　ほうれん草の卵炒め

濃いお茶　脂肪燃焼効果をプラス

体のバランスから塩分量を調整するためでもあります。

和食は、納豆や卵などの単品でも栄養価が高いものに、さらに、ビタミンが豊富な緑黄色野菜を組み合わせたダイエット効果を後押ししてくれる最強のメニューに。ご飯は、食物繊維が豊富なオートミールに代えてもOK。洋食は、**しっかり噛んで食べるフランスパンを選ぶことで満腹感が得られやすくなります**。小麦粉とイースト、塩、水だけでつくられているフランスパンは、砂糖や油脂が含まれていないのも高ポイント。P.20を参考に、まずは1週間続けてみてください。

和食

炭水化物《白米》×食物繊維《わかめ》で便通を改善

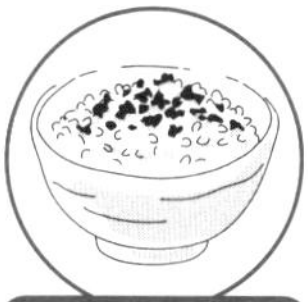

わかめふりかけご飯

ご飯には市販品の「わかめふりかけ」をかけましょう。食物繊維が豊富で、小腸で栄養が吸収される速度を遅らせるため、急激な血糖値の上昇を抑えてくれます。

より効果を出したい場合は… 白米→オートミールにチェンジ

白米をオートミールにすることで糖質をカットできます。オートミールの袋の表示通りに水を加えて温め、わかめふりかけをかけるだけ。食物繊維、たんぱく質、ミネラルをバランスよくとれます。

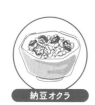

ネバネバ《納豆》×ネバネバ《オクラ》で腸内環境を整えて免疫力アップ

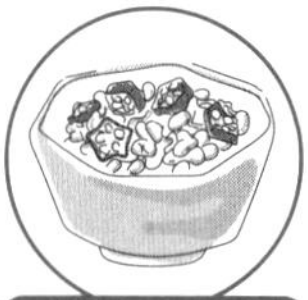

納豆オクラ

トップクラス級の若返り食材、納豆。そこにオクラのネバネバを合わせることで納豆（たんぱく質）の吸収率を高めてくれる効果が。納豆とオクラどちらもビタミンが豊富で、ダイエットはもちろん、老化防止にも役立ちます。

たんぱく質《卵》×緑黄色野菜《ほうれん草》は若返る組み合わせ

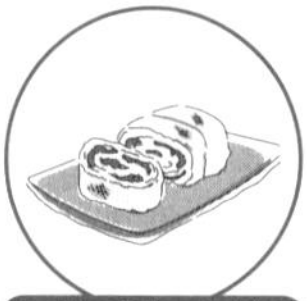

ほうれん草の卵焼き

体をつくるために必要なたんぱく質は、単品で食べるよりも、βカロテンやビタミンが豊富な緑黄色野菜と組み合わせることでより、脂肪燃焼効果を高めてくれます。ほうれん草は油で調理するとβカロテンの吸収率が高まります。

食物繊維《バナナ》×善玉菌《ヨーグルト》で腸内のやせ菌《短鎖脂肪酸》を増やそう!

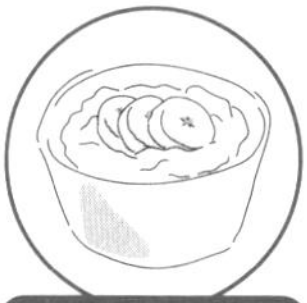

バナナヨーグルト

ヨーグルトは「トクホ（特定保健用食品）」のプレーンがおすすめ。腸の中のやせ菌がつくる天然のやせ成分「短鎖脂肪酸」を増やせます。朝にバナナを食べると夜にはトリプトファンが睡眠を促すホルモンに変わり、寝つきがよくなります。

洋食

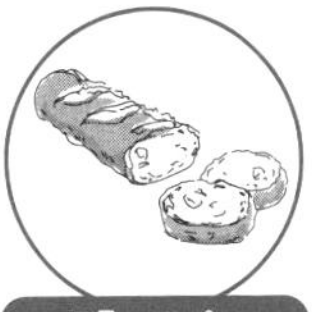

フランスパン

朝パン派はハードタイプのパンを選んで噛む回数を増やして

洋食の朝ごはんに食パンを選ぶ方も多くいますが、手軽な半面、食べすぎてしまう傾向に。フランスパンは、砂糖やバターが入っていないのでヘルシーかつ、かたくて噛む回数が増えるため、少量でも満腹感を得やすいのがポイント。

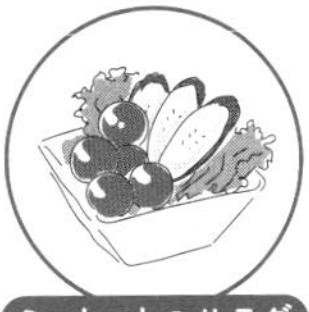

ミニトマトのサラダ

リコピン《ミニトマト》で体の酸化をストップ シミ・シワをなくしてハリをとり戻そう

トマトのリコピンは、紫外線を浴びることによって体内に発生する活性酸素に対抗する力があります。トマトよりミニトマトのほうがリコピンが豊富。サラダにして油を使ったドレッシングをかけるとβカロテンの吸収率もアップ！

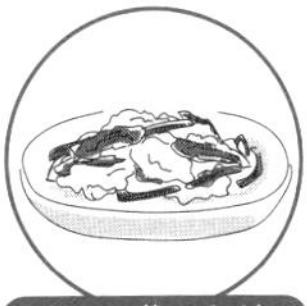

ほうれん草の卵炒め

最強の組み合わせほうれん草×卵は調理方法を変えて楽しむ

脂肪燃焼効果を高めてくれる卵とほうれん草のコンビは、和食と同じ。ささっと炒めるだけでもいいですが、卵料理の魅力はなんといっても調理法のバリエーションの豊富さ。毎回調理法を変えて楽しんでみてください。

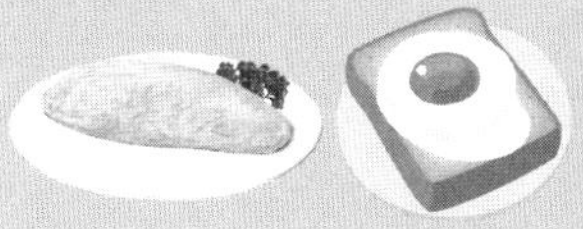

ほうれん草をくるんでオムレツ風にしたり、目玉焼きにしてパンの上にのせてもＯＫ。目玉焼きの場合はほうれん草をとなりで炒めて添えてください。

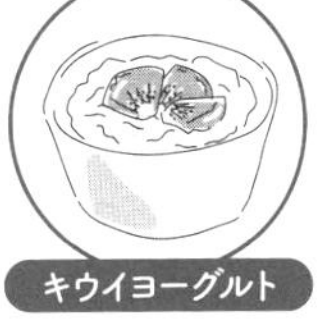

キウイヨーグルト

食物繊維《キウイ》×善玉菌《ヨーグルト》で腸内のやせ菌《短鎖脂肪酸》を増やそう！

パン（炭水化物）をしっかりと食べるので、フルーツの糖質を意識して「キウイ、いちご、りんご」のいずれかを選びましょう。糖質が少ないだけでなく、腸内の有害物質を体外に出すペクチン（不溶性食物繊維）が豊富です。

『塩麹酢キャベツ』で食べすぎ防止&食べすぎをリセット

やせる食事にぜひプラスしていただきたいのが「塩麹酢キャベツ」です。食物繊維が豊富なキャベツは、消化に時間がかかり、胃に滞在する時間が長いので、満腹感が長持ちしますし、無駄な食欲も打ち消してくれます。また、**食前に食べることで糖の吸収を遅らせてくれるため、血糖値が急激に上昇するのを抑えてくれる**メリットも。キャベツ特有の成分であるキャベジン（ビタミンU）は、胃酸の分泌を抑えて、食べすぎ飲みすぎで弱った胃の粘膜の修復を助けてくれます。

酢には、**酢酸やクエン酸が含まれ、疲労回復、肩こり、高血圧、動脈硬化などの予防**に効果があります。クエン酸は、食べ物からエネルギーをつくり、老廃物を体内に残さないように働いてくれます。

塩麹は、塩、水、米麹からつくられるため、塩の代わりに使います。うまみ成分で酢キャベツの味をまろやかにし、食べやすくなるのが魅力の1つで、減塩にも役立ちます。

塩麹酢キャベツを食べることで腸内環境が整い、腸でビタミンB群の一部を合成し、糖質や脂質を分解してくれます。それにより、肌の調子もどんどんよくなります。

キャベツに含まれるビタミンCは熱に弱いため、生のまま食べるのがおすすめです。酢はいろいろなものが出回っていますが、身近な穀物酢や米酢でOK。作ったら3日以内に食べきりましょう。

「キャベツ」「酢」「塩麹」全てが腸に効く！

塩麹、酢、キャベツは、とにかく腸内環境をよくしてくれるスーパー食材。腸内が整うと免疫力アップ、脂肪燃焼、美肌にも繋がるといいことずくめなんです。

ムダな食欲を消す

キャベツ

注目の成分

食物繊維

ビタミンC

キャベツには不溶性食物繊維が豊富。腸内の有用菌を増やすので、腸内環境を整えます。腸のぜんどう運動を活発にして、お通じをよくします。

疲れを癒やす

酢

注目の成分

酢酸、クエン酸などの有機酸

体の疲労回復を促し、神経の疲労予防､肩こりの防止に。そのほか、高血圧予防、動脈硬化予防、糖尿病予防にも効果があります。

減塩効果

塩麹

注目の成分

ナトリウム

水、米麹、塩でつくられる調味料｡ビタミン類を生成し、肌の代謝を促進。うまみ効果で味がまろやかになり、塩分のとりすぎも防止。ナトリウムの効果で野菜がしんなり食べやすくなります。

塩麹酢キャベツの作り方とおすすめの食べ方

食前に食べれば血糖値の上昇が緩やかに

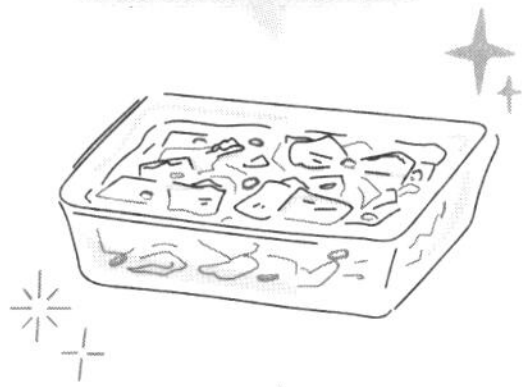

生のまま食べて善玉菌を増やす

材料（4食分）

キャベツ …… 1/8個

A
- 酢（穀物酢、米酢どちらでも好みのもの） 270mℓ
- 水 …… 180mℓ
- 砂糖 …… 大さじ3
- 塩麹 …… 大さじ2
- 赤唐辛子の小口切り …… ふたつまみ

作り方

1. 鍋にAを全て入れて加熱する。砂糖を溶かして2分で火を止める（塩麹は粒が残っていてOK。酸味が苦手な場合は酢の香りが飛ぶまで加熱する）。
2. キャベツは2cm幅のざく切りにする。
3. 1.の粗熱がとれたら保存容器に入れ、2.を加えて浸す。冷蔵庫で2時間ほど置く。

いつもの料理がやせおかずに!? 脂肪燃焼『しょうがオイル』

年齢に伴って、お腹まわりに脂肪がついてくるのは、ある程度は自然なことです。でも、**「若い頃は、もう少しくびれがあったのに……」**と悩んでいるなら、**脂肪燃焼効果抜群の、最強のやせ調味料「しょうがオイル」をつくりましょう。**

材料は、しょうがとエクストラバージンオリーブオイルだけ。たっぷりのしょうがを皮ごとすりおろします。温めたオリーブオイルに入れて、約1分加熱すればOKです。

しょうがの辛み成分ジンゲロンは、エネルギーの代謝を盛んにする働きがあります。体に蓄積した脂肪をめらめら燃やしてくれるのです。一方、しょうがの香り成分ショウガオールは、抗酸化作用を持っていて、シミや老化を防ぐ若返り効果や、がんを予防する効果もあります。

手づくりした**しょうがオイルは、炒めものをつくるときの炒め油の代わりに使ってみましょう。それだけで、いつもの炒めものがダイエットメニューに大変身。**ショウガオールは、加熱することでつくられるので、炒めものにはうってつけ。しょうがの脂肪燃焼効果がますますアップします。もちろん辛みが苦手でなければドレッシングやたれにしても◎。

清潔なビンに入れて冷蔵庫で保存すれば、1カ月ほど日持ちするので、常備しておきたい自家製ダイエット調味料です。**毎日何か1品にしょうがオイルを使えば、ツヤ肌とくびれが戻ってきます。**

しょうがのすごいパワー

しょうがには体にうれしい効果がたくさん詰まっています。
毎日の習慣にすればきっと体が変わるはず！

生しょうが

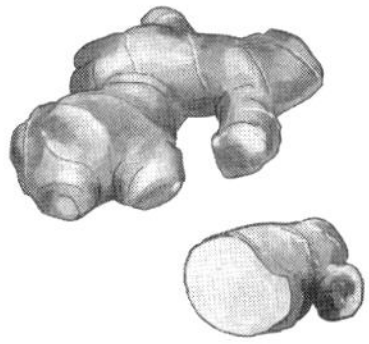

ジンゲロール

血行促進、アンチエイジング、冷え性改善、免疫力アップなどの効果がある

加熱

辛み成分
ジンゲロン

脂肪燃焼効果、エネルギー代謝を盛んにする、血行促進

香り成分
ショウガオール

より体を温める、抗酸化作用、免疫力アップ効果がある

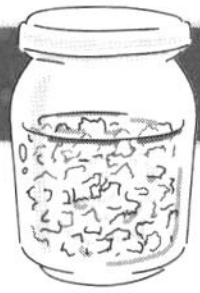

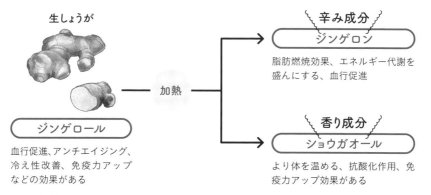

かけるだけで「やせるおかず」に変わる

しょうがオイルは脂肪燃焼効果が高い調味料なので、
毎日の料理に積極的に使いましょう。

エクストラバージンオリーブオイルのオレイン酸にも、便秘改善、腹ぺた効果が

しょうがパワーとオイルのビタミンEで若返る！

材料（作りやすい分量）

しょうが（皮つき）のすりおろし……………………100g
エクストラバージンオリーブオイル……………100mℓ

作り方

1. オリーブオイルをフライパンに入れて中火で温める。
2. 細かな泡が立ったら弱火にしてしょうがを加え、1分ほどヘラで混ぜる。
3. ビンに入れて粗熱がとれたら冷蔵庫で保存する。1カ月ほど日持ちします。

おすすめの食べ方

- 冷奴にのせる・スープ・汁もの（みそ汁、わかめのカップスープなど）に入れる
- カツオ・イワシ・アジの刺し身にかける
- パスタソースとして使う
- パンやバゲットにぬる

P.21も参照

『アーモンドの若返りビタミン』で老化をストップ

アーモンドは、ダイエットにも**アンチエイジングにも効果的な栄養素が豊富なスーパーフード**。ダイエット中のおやつやおつまみにもおすすめな、絶対に常備しておきたい食材です。

アーモンドはビタミンが豊富。**ビタミンB_2には、脂肪を燃焼させて体脂肪を消費し、糖質の代謝を促進する**働きがあります。また、**〝若返りのビタミン〟と呼ばれるビタミンEには、血管を若々しく保ち、血流をよくして加齢による老化を食い止める**効果が。さらにアーモンドの食物繊維は、胃の中に長時間とどまる不溶性食物繊維なので、腹持ちがいいところもダイエットの強い味方です。

また、ミネラル成分である、**マグネシウムとカルシウムも豊富**で、**神経を落ち着かせる効果があり、ストレスによる食べすぎを防止**してくれます。

さらに、ナッツ類をポリポリとよく噛むことで唾液の分泌量の減少を予防、改善する効果もあります。糖質の分解を助けるためにも唾液の量は重要で、口の中を掃除して虫歯を防ぐ、病原菌の侵入抑えて感染を防ぐ、活性酸素を打ち消すといった大切な役割があります。

ほかにも、ダイエット中に不足しがちな鉄や、塩分を排出してむくみを解消してくれるカリウムなど、一粒の中にさまざまな健康効果があるのです。**ノンフライの無塩タイプを選んで、一度に食べる目安は10～12粒、1日の目安量は25粒程度**です。

ビタミンB_2で脂質も糖質も燃やす

脂肪を燃焼し、余分なカロリーが体に蓄えられるのを防止するだけでなく、ストレスによる食べすぎも抑制。ダイエットにうれしい効果が満載のナッツです。

無塩がおすすめ

アーモンド

注目の成分

- ビタミンE
- マグネシウム
- ビタミンB_2
- カルシウム

効果的な食べ方 間食に食べてストレスからくる暴食を防止！ お酒を飲むと不足するマグネシウムを補給できるのでおつまみにも最適です。

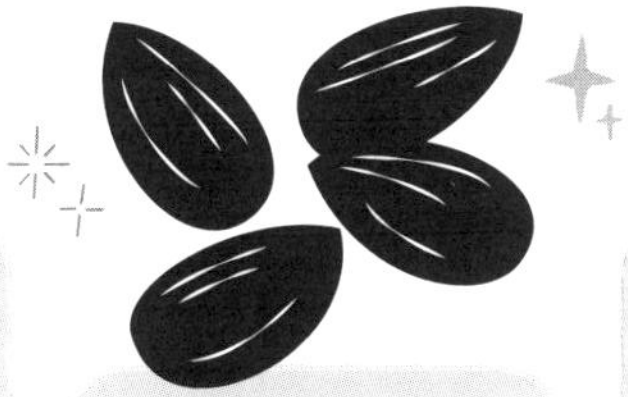

マグネシウムは牛乳の約4倍

不足するとやせにくくなるだけでなく、健康にも悪影響が。日常的な摂取が必要です。

ビタミンB_2が体脂肪を分解

脂質を燃やすのに必要な栄養素。運動しているのにやせない人はビタミンB_2不足の可能性も。

1日25粒でおいしくきれいに

1日数回に分けて、25粒を目安に摂取を。栄養価が高いのでとりすぎないよう注意が必要です。

ミネラルが豊富で内側からきれいに！

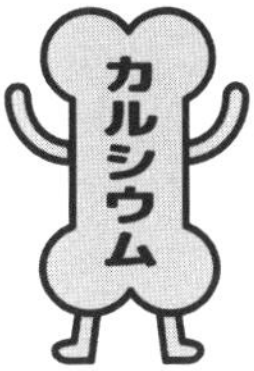

骨を丈夫にし、骨粗しょう症を予防します。メンタルの安定にも役立ち、不眠を防ぎます。

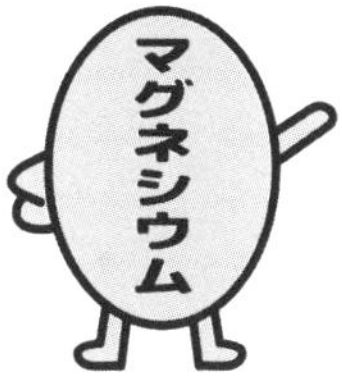

イライラを抑えてくれます。動脈硬化予防、心臓の血液循環をスムーズにするので心筋梗塞予防にも。

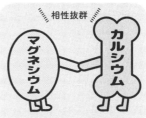

お互いを助け合う成分でバランスよく食べるのがポイント。

『豚肉×玉ねぎ』の黄金コンビで糖質、脂肪が燃えていく

若返りのためにも積極的にとりたいやせる栄養**素は「ビタミンB_1」と「たんぱく質」。この2つの栄養素を効率的に摂取できるのが「豚肉×玉ねぎ」のゴールデンコンビ**です。

やせられない人の多くは、無意識のうちにスイーツやフルーツ、ご飯や麺類といった糖質(炭水化物)が多い食べものに手を伸ばしがち。糖質は体や脳、神経を働かせるために欠かせない大切な栄養素ですが、とりすぎると肥満の原因に。そんな糖質過多な人は特に、やせる栄養素のビタミンB_1や、たんぱく質が豊富な食材を意識してとりましょう。

その**トップクラスが豚肉。糖質の代謝を助け、脂肪を燃焼させる効果の高いビタミンB_1をはじめとするビタミンB群と、摂取栄養素のエネルギーを体温として発散させる働きのあるたんぱく質が豊富**に含まれている優秀な食材です。その相棒として食べたいのが玉ねぎ。ツンとした**特有の刺激臭のもとになる「硫化アリル」が、ビタミンB_1の体内での吸収を高める働きをします**。ほかにも、玉ねぎに含まれるオリゴ糖が便秘解消、免疫力強化、善玉菌を増やす、脂質代謝異常の改善に役立ちます。

豚肉といってもバラ肉やひき肉は高脂質なので避けて、赤身のもも肉やロース肉を選ぶとよいでしょう。豚肉と玉ねぎを炒め合わせて食べるのがおすすめですが、豚肉の分量に対して、玉ねぎは1.5倍の量が理想のバランスです。

やせる二大栄養素はビタミンB_1とたんぱく質

健康的にやせるためには糖質の代謝を助け、脂肪の燃焼を促してくれるビタミンB_1をはじめとするビタミンB群と、たんぱく質を積極的にとりましょう。

やせる栄養素のかたまり

豚肉

効果的な食べ方 脂肪分が少ないヒレ肉やもも肉などを選んで、玉ねぎやにんにくなど硫化アリルが豊富な食材と一緒に食べるのがコツ。

注目の成分

- たんぱく質
- ビタミン B_1
- ナイアシン（ロースに多い）

糖質と脂質の代謝に不可欠なビタミン

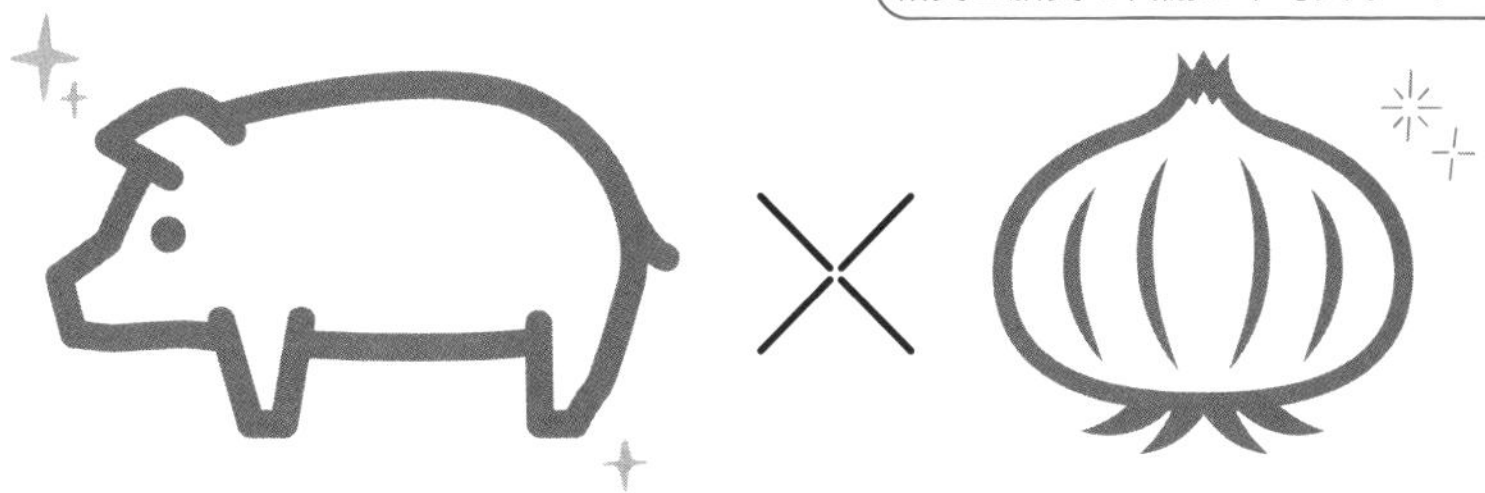

ビタミン B_1 の働きを助ける

玉ねぎ

効果的な食べ方 炒めるとカサが減るので、たっぷり食べられます。硫化アリルは水に溶けやすいので、水にさらさずに使用を。

注目の成分

- 硫化アリル
- オリゴ糖

ダイエットの救世主 ビタミン B_1

糖質の代謝を助け、脂肪を燃焼させる効果があるダイエットに欠かせない栄養素です。疲労回復効果もあります。

たんぱく質はやせるために必須

エネルギー代謝を促すだけでなく、筋肉の材料になります。ダイエット中こそ意識的に摂取したい栄養素です。

硫化アリルが新陳代謝を高める

硫化アリルは糖質をエネルギーに変えるビタミンB_1の吸収を助け、代謝を活発にする働きがあります。

『朝イチのホットミルク』で眠りながらやせる

ホットミルクで自律神経を整える

人肌に温めた牛乳を飲むことで、体内で生成できないトリプトファンがとれ、自律神経を整えてくれます。

睡眠の質を高める

牛乳

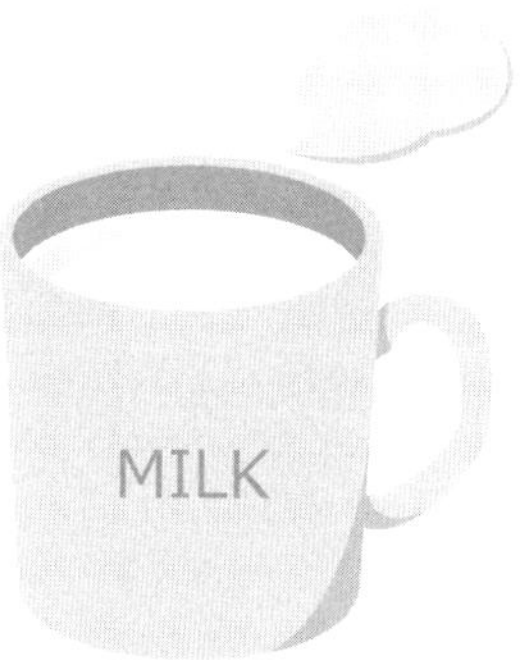

効果的な飲み方 朝食のタイミングで、人肌に温めた牛乳を飲む。

注目の成分

- トリプトファン
- カルシウム

トリプトファンがストレスを緩和

トリプトファンは脳内幸福物質セロトニンの材料となり、ストレスを軽減してくれます。

リラックスできて眠りのスイッチオン

日中活発になっていた自律神経をリラックスモードに切り替え、自然な眠気を誘ってくれます。

「寝ているだけでやせられる」と聞いても半信半疑かもしれませんが本当です。なぜかというと睡眠中に脂肪を分解する成長ホルモンが分泌されるからです。ただし、**熟睡していることがポイント**で、浅い眠りでは効果が激減。成長ホルモンは、成長期をすぎると量は減りますが、熟睡すればちゃんと分泌されるのです。

熟睡するためには、「朝イチのホットミルク」を習慣にすること。牛乳には、熟睡に欠かせないトリプトファンがたっぷりと含まれています。トリプトファン

熟睡するとやせる理由

深い眠りにつくと「成長ホルモン」が分泌されます。成長ホルモンは脂肪を分解し、食欲を増進するホルモンの分泌を抑えてくれます。寝不足が続くと食欲が増すのはそのためかもしれません。

〔成長ホルモンの働き〕

- 脂肪を分解しやせやすい体に（脂肪をため込まない）
- 肌の弾力、きめ、ハリを改善
- 免疫力を保つ
- 骨を成長、発達させる
- 意欲を高める
- 筋肉の量を保つ
- 疲労を回復する

必須アミノ酸
トリプトファンが豊富なホットミルクを飲む

幸せホルモン
セロトニンが増えてストレスを緩和

睡眠ホルモン
メラトニンが増えて深い眠りにつける

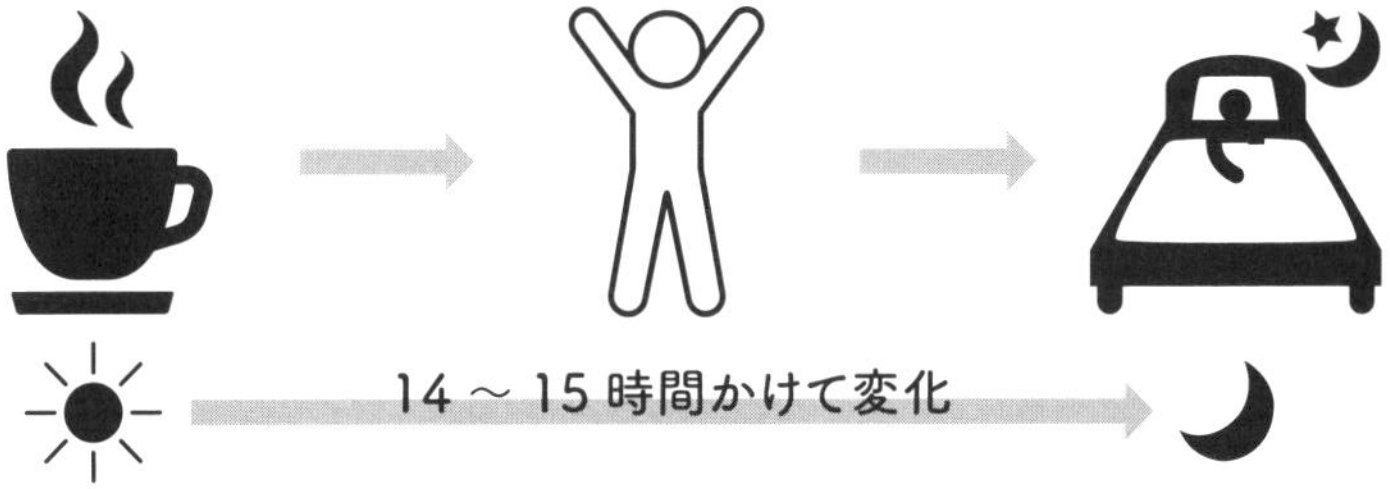

はアミノ酸の一種で、ストレスを和らげて安眠に導く幸せホルモンことセロトニンの材料に。そしてそのセロトニンは、自然な睡眠を促すメラトニンの材料になります。

トリプトファンからメラトニンへは14〜15時間かけて変化していくので、夜ぐっすりと眠るためには朝飲むのがおすすめ。もちろん、寝る1〜2時間前などでもOK。体を温めることでリラックスモードに入ります。熱々ではなく人肌程度の温かさがおすすめです。

寝る前に避けたいのは、覚醒効果のあるカフェインが含まれている飲み物。就寝2〜3時間前からは控えたほうがよいでしょう。寝酒を飲む人もいますが、**アルコールは睡眠の質を下げ、目覚める回数を増やす**ことがわかっています。

やせおかずは『生魚（刺し身）』やせつまみは『焼き魚』

色々な魚料理のなかで、ダイエットにおすすめなのは「生魚（刺し身）」です。

肉と魚は、どちらも良質なたんぱく源ですが、肉に比べて魚はカロリーも低いので、食べても太りません。**脂肪を燃焼するビタミンB群が豊富なものも多く、油にはEPA（エイコサペンタエン酸）やDHA（ドコサヘキサエン酸）という、血液をサラサラにする成分がたっぷり。**血液中の中性脂肪やコレステロールを減らす、記憶力をよくするといった働きもあるため、積極的にとりたい油なのです。**刺し身は、EPAやDHAをたっぷり含んだまま食べることができ、調理法としても低カロリー。**栄養面で見るとアジやブリ、マグロ（中トロ）の刺し身は、特におすすめです。

おつまみでおすすめの食べ方は、**サバやイワシ、サンマの塩焼きなど「焼いた青魚」をメインにすること。**魚の油は、調理で熱を加えると溶け出してしまうため焼き魚にすると減りますが、こんがりと香ばしくなるので、揚げもの代わりによいおつまみになります。サバ、イワシ、サンマなど油ののった青魚は、焼いた身にも十分油が残っていて栄養もしっかりと摂取できます。また、魚には**「やせる栄養素」のたんぱく質とビタミンB群が豊富です。**なかでも**ビタミンB_6は、たんぱく質や脂肪をしっかり代謝してくれるので、脂肪が肝臓にたまるのを防ぎ、ダイエット効果も期待でき、**おつまみとして最強です。

やせるおすすめ「生魚」ベスト3

魚の栄養を余すことなく食べられるのが「生魚(刺し身)」。食べやすさ、栄養価を考えて選んだベスト3を発表します！

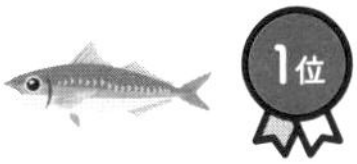

アジ

1人前(70g)

やせる栄養素

ビタミンB_1、B_2

EPA・DHA 609mg

脂肪燃焼効果のあるビタミンB_1やB_2が豊富。たんぱく質を食べることでどんどんカロリーを消費。低脂肪なのも最大の魅力です。

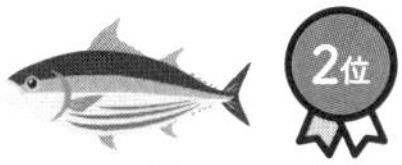

ブリ

1人前(60g)

やせる栄養素

ビタミンB_1、B_2、D

ナイアシン

EPA・DHA 1584mg

やせる栄養素としては、1位に匹敵するほどですが、カロリーが若干高くなります。骨を丈夫にするビタミンDが豊富！

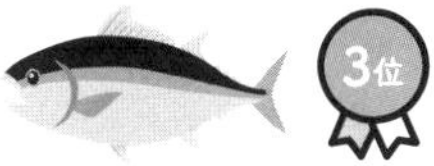

マグロ(中トロ)

1人前(75g)

やせる栄養素

ビタミンD

ナイアシン

EPA・DHA 1620mg

油ののった中トロがおすすめ。たんぱく質、鉄、カリウム、ビタミンが豊富。ビタミンDがカルシウムの吸収を高めます。

やせつまみにおすすめ「焼き魚」ベスト3

焼き魚をおすすめする理由は、おつまみの定番「揚げ物」の食べすぎを抑えるため。香ばしさで揚げもの欲をおさえ、良質な油をおいしく食べましょう。

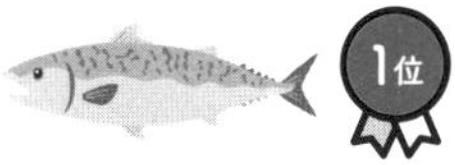

サバ

切身1切れ(70g)

やせる栄養素

ビタミンB_1、B_2、B_6、D

ナイアシン

EPA・DHA 1162mg

低糖質・高たんぱくなサバ。肉厚で食べ応え抜群。ビタミンDが筋力を強化してくれるのでスタイルを維持するのに役立ちます。

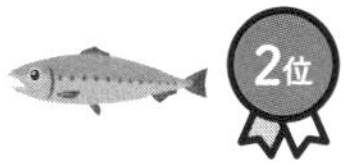

イワシ

1尾(120g/正身50g)

やせる栄養素

ビタミンB_2、B_6

パントテン酸

ビオチン

セレン

EPA・DHA 825mg

1尾が小さく、可食分が少ないのですが、やせる栄養素がとにかく豊富！セレンには体の若さを保つ抗酸化作用、免疫アップ機能が。

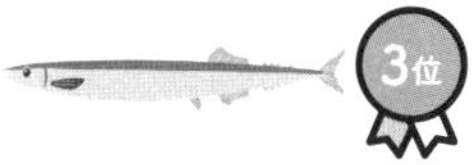

サンマ

1人前(100g)

やせる栄養素

ビタミンB_1、B_2、B_6、B_{12}、D

EPA・DHA 3700mg

油がのったサンマは、ダイエット中のおつまみとして満足度の高い魚。血液サラサラ、動脈硬化防止にも◎

食べすぎを止める!『食前のオレンジジュース』

つい食べすぎてしまって後悔する……。たまに羽目を外すのはよいけれど、**食べすぎることが多い人は先手必勝、一杯の「食前のオレンジジュース」が食べすぎを防いでくれます。**

食欲が暴走しそうなときは、コップ1杯の水分を胃に入れておくと、食欲を高めるホルモンの分泌を減らすことができます。**オレンジジュースがイチオシなのは、ビタミンCとパントテン酸が豊富だから。**ビタミンCは、シミのもとになるメラニンを抑えて肌にハリをもたらし、体の老化にブレーキをかけて免疫力を高めるなど、積極的にとりたいビタミンで、ストレスに対する抵抗力もアップします。パントテン酸は、ビタミンB群の1種でエネルギーの代謝を助け、ストレスに対抗するホルモンの分泌を促します。**2つの栄養素が力を合わせてイライラを鎮め、やけ食いを防いでくれるのです。**

オレンジジュースなら何でもいいわけではなく、**食べすぎ防止効果が高いのは、「濃縮還元」で「果汁100%」のもの。**濃縮還元とは、原料のフルーツからジュースを絞ったあと、水分を除いて(濃縮)保存し、再び水分を加えてもとの濃度に戻す(還元)こと。栄養の一番豊富な時期に濃縮加工するので、原料をそのまま絞ったストレートジュースに引けをとらず栄養たっぷり。オレンジジュースに限っては、濃縮還元すると、ビタミンCとパントテン酸がストレートの約2倍に増えることがわかっています。

食前の1杯で食欲を抑える

食欲をコントロールしながら、腹八分目で抑えるのは難しいもの。そんなときは、オレンジジュースで先手を打って食べすぎを防止しましょう。

食べすぎ防止

オレンジジュース

効果的な飲み方 濃縮還元の果汁100%のオレンジジュースを、食前に飲むのがおすすめ。

注目の成分

- ビタミンC
- パントテン酸

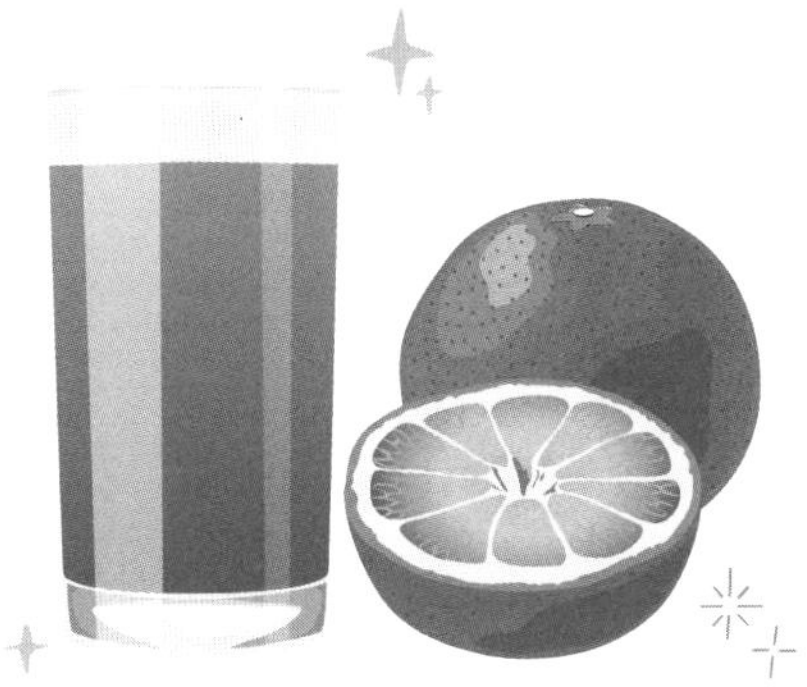

ビタミンC・パントテン酸ダブルでストレスに対抗

ストレスに対抗するホルモンの分泌を促進し、イライラが落ち着き、やけ食い、やけ酒を防ぎます。

ビタミンCは若返り効果が抜群!

肌のハリ感アップ、シミのもとであるメラニン色素の生成を抑える、免疫力を高めるなどうれしい効果ばかり。

濃縮還元はストレートより栄養価が約2倍

200㎖のストレートオレンジジュースに含まれるビタミンCは44g、パントテン酸は0.28g。濃縮還元することで、この2つの数値が倍になることがわかっています。

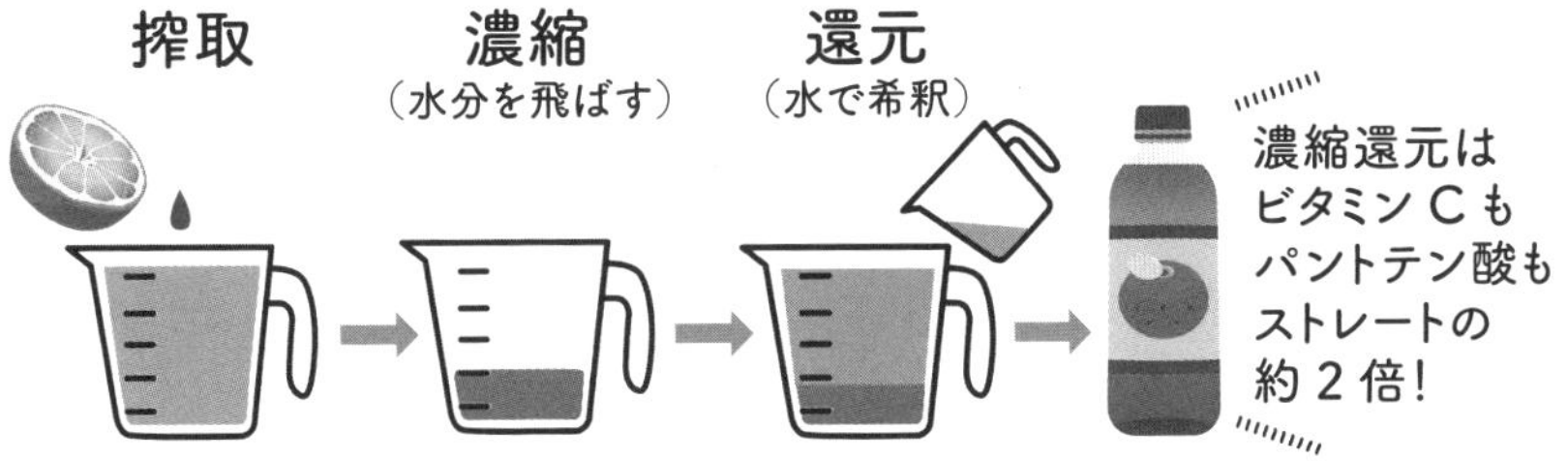
搾取
濃縮
（水分を飛ばす）
還元
（水で希釈）
濃縮還元はビタミンCもパントテン酸もストレートの約2倍!

きれいにやせる最新の食べ順『緑茶ファースト』

何を食べるのかも大事ですが、どんな順番で食べるのかも重要なポイント。食事内容に気をつけていたとしても、好きな順番で食べているとやせる効果は半減します。食べる順番というとベジタブルファーストが知られていますが、本書では、きれいにやせる〝お茶・汁ものファースト〟をおすすめします。

お茶はできれば「濃い緑茶」を飲みましょう。茶葉から入れても、ペットボトルなど市販品でも構いません。食前に飲む量は湯のみ半分から1杯が目安です。みそ汁やスープなどの汁ものは、具だくさんが理想です。汁は気持ち少なめにして、具も一緒に食べるようにしてください。お腹がふくらみ空腹感が和らぐので、食べすぎを防ぐことができます。

その後は、いわゆるベジタブルファーストの順番です。まず、野菜のおかずをよく噛んでたっぷり食べましょう。その次は、メインの肉や魚です。良質なたんぱく源で、きれいにやせるために欠かせない食材です。最後に主食のご飯や麺類に箸をつけるようにしてください。お茶、汁もの、野菜、肉・魚とお腹に入った後なので、主食はそれほど食べなくても十分満足できるはず。さらに、しっかり噛まなければならない玄米、雑穀米などにすると、少ない量でも満腹感を得やすくなります。

毎日の食事を、お茶・汁ものファーストにするだけでも、確実にやせることができるのです。

食べる順番を変えるとなぜやせるのか

お茶・汁ものファーストは、満腹感を得やすくなり、食べすぎを自然に防いでくれる食事術。また、太る原因となる食後の血糖値の急上昇を避けることもできるのです。

STEP 1 お茶・汁もの

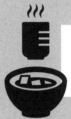

お腹がふくらみ、
空腹感を和らげる

↓

STEP 2 野菜

ゆっくり噛むことで
満腹感が得やすくなる

食物繊維が血糖値の
上昇を緩やかにする

↓

STEP 3 肉・魚

しっかり食べて、
食後に体を温め、
食べたものを
エネルギーに変換

↓ ＋ご飯

少量でも満足！

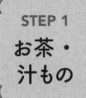

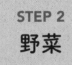

『生・炒める・焼く・煮る』勝手にやせる食べ方

ダイエットを意識すると、食事がワンパターンになってしまいませんか？『ダイエットはおいしくなくちゃ続かない』というのが私の考えの根底にあります。挫折しないためにも、調理法を意識して、バリエーションを増やしてみてください。

ダイエットで意識したい調理法は『生・炒める・焼く・煮る』の4つ。時間のない朝は、ヨーグルトやフルーツのように、そのまま食べられる『生もの』を。ランチには、野菜たっぷりの『炒めもの』や、良質なたんぱく源になる豚肉のしょうが焼きなど『焼きもの』を。そして夕食には、栄養を余すことなく食べられる煮魚や、たんぱく質やビタミン類、食物繊維を1つの料理でどっさりとれる鍋などの『煮もの』というように、**1日の中で調理方法が異なる料理を食べると、色々なものを食べた気分になれるだけでなく、栄養バランスもよくなります。**

特に『生もの』は、刺し身、納豆、ミニトマトのように、そのまま簡単に食べることができ、多くは低カロリー。『炒めもの』も肉と野菜、きのこと魚など組み合わせを変えると、飽きずに続けることができます。**1日の食事の中で、今日は『生もの』と『炒めもの』を食べると決めておくだけでも気持ちが楽になり、それが継続にも繋がります。**代表的な調理法には、ダイエット中はできるだけ避けたい『揚げる』もありますが、それはたまのご褒美にして、メリハリをつけるといいでしょう。

3食の献立は調理法で考える

ダイエットを継続するためには飽きないことも重要なポイント。3食の献立を考えるときに調理法で考えると、ワンパターンから脱却できます。

生

・すぐに食べられる
・栄養素を壊さず摂取できる
・食感で満腹感を出せる

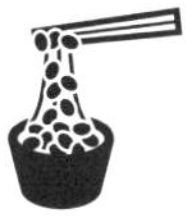
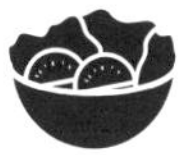

炒める

・野菜をたくさん食べられる
・油と相性の良い栄養素もある

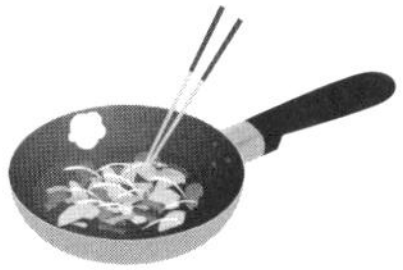

焼く

・香ばしさをプラスすることで、
　揚げもの感覚も楽しめる
・余分な脂（油）を落とせる

煮る

・汁に流れ出た栄養も
　余すことなく食べられる
・油を使わないからヘルシー

『いちご・キウイ・りんご』はやせる三強フルーツ

フルーツは大好きだけど、糖分が多いからがまん、という人に朗報です。体の大掃除をしてくれる「ダイエット三強フルーツ」を紹介しましょう。フルーツを食べて太るかどうかのカギは、選び方なのです。

ダイエット三強フルーツとは、いちご・キウイ・りんごです。この3つの共通点は、ほかのフルーツと比べて単糖類が少ないこと。単糖類とはブドウ糖や果糖などフルーツの甘み成分で、吸収が速く、体内で脂肪に変わりやすい性質があります。これが「フルーツを食べると太る」といわれている理由です。

もう1つの共通点は、水溶性食物繊維のペクチンが豊富なこと。水溶性食物繊維は、ブドウ糖の吸収を緩やかにして血糖値の急な上昇を防いでくれ、コレステロールの吸収を抑制する作用もあります。

やせる食べ方としてのポイントがあります。それは、乳酸菌たっぷりなトクホの無糖プレーンヨーグルトと一緒に食べること。**食物繊維が豊富なフルーツと善玉菌が豊富なヨーグルトを組み合わせることで、天然のやせ成分「短鎖脂肪酸」を腸内に増やすことができます**。短鎖脂肪酸は、脂肪の蓄積を防いでくれるダイエットの強い味方です。ただし、食べすぎには気をつけましょう。1日の目安量は、ヨーグルト100グラムに対してフルーツは50グラム程度。フルーツは賢く食べることで、ダイエットにもいい効果をもたらしてくれます。

フルーツは食べると脂肪に変わりやすい？

脂肪に変わりやすい糖質「果糖」を多く含むフルーツが太りやすいのは事実。ただし、選び方次第でダイエット中の強い味方になってくれます。

速い ← 糖の吸収スピード → ゆっくり

単糖類

ブドウ糖、果糖など

ぶどう
バナナ
みかん

二糖類

ショ糖（砂糖）、乳糖、麦芽糖など

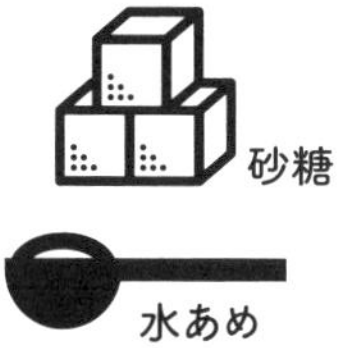
砂糖
水あめ

多糖類

でんぷん（米）、食物繊維など

ご飯

単糖類が少なくて体の掃除をしてくれる成分が多いのが

いちご・キウイ・りんご

水溶性食物繊維ペクチンが有害物質を体外へ

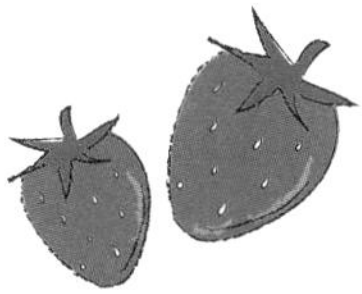
いちご6個

or

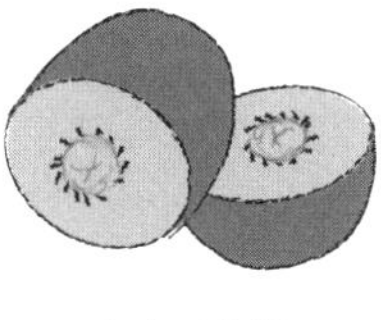

or

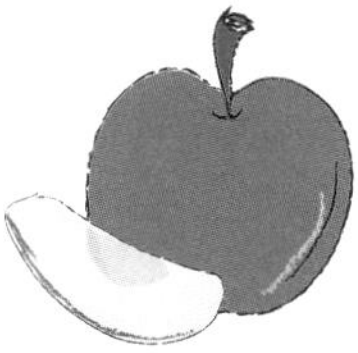
りんご1/3個

＋

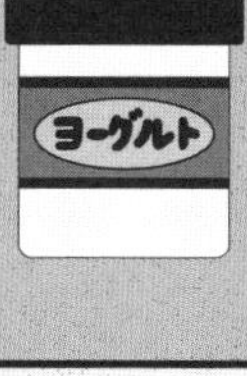

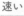

善玉菌が豊富なトクホの無糖プレーンヨーグルトと組み合わせると天然のやせ成分「短鎖脂肪酸」が増える！

カップラーメンも食べてOK！太らない裏技

ダイエットにはよくないとわかっていても、ときどき無性に食べたくなるカップラーメン。こってりしたものを避けているダイエット中にこの欲求を抑えるのもつらいですし、疲れて料理なんて無理！という日もあると思います。そんなときは、潔くカップラーメンにしちゃいましょう。

実は、カップラーメンを食べても太りにくくなる、とっておきの秘策があります。そもそも、食事をカップラーメンで済ませると太りやすいのは、大部分を占める麺とスープの栄養が糖質と脂質だけだからです。具が入っていても、栄養成分として期待できる量ではありません。そこで用意したいのが卵です。**カップラーメンに、卵を1つプラスしてください。**

たったそれだけで、普通にカップラーメンを食べるより断然太りにくくなります。なぜならば、卵にはやせる栄養素の代表選手であるビタミンB群とたんぱく質がたっぷり含まれているからです。ビタミンB_1が麺の糖質を脳や体のエネルギーに変えて、ビタミンB_2がスープの脂質を燃やし、たんぱく質がカロリーを消費してくれます。

生卵でもいいですし、コンビニやスーパーに売られているゆで卵や煮卵、温泉卵を使っても大丈夫です。ただし、やせたいならばカップラーメンを頻繁に食べるのはもちろんNG。普段は自炊でがんばってやせる体質をキープしているからこそのご褒美だと思って、たまに食べる程度にしましょう。

トッピングで栄養バランスを整える

栄養が糖質と脂質のみのカップラーメン。卵を1つ入れると、やせる栄養素のたんぱく質やビタミンB群がプラスされて栄養バランスがよくなります。

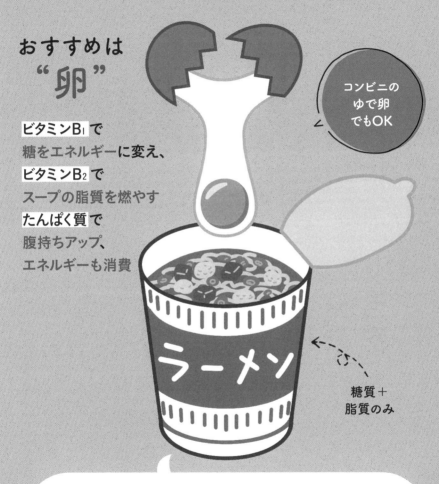

おすすめは“卵”

ビタミンB_1で
糖をエネルギーに変え、
ビタミンB_2で
スープの脂質を燃やす
たんぱく質で
腹持ちアップ、
エネルギーも消費

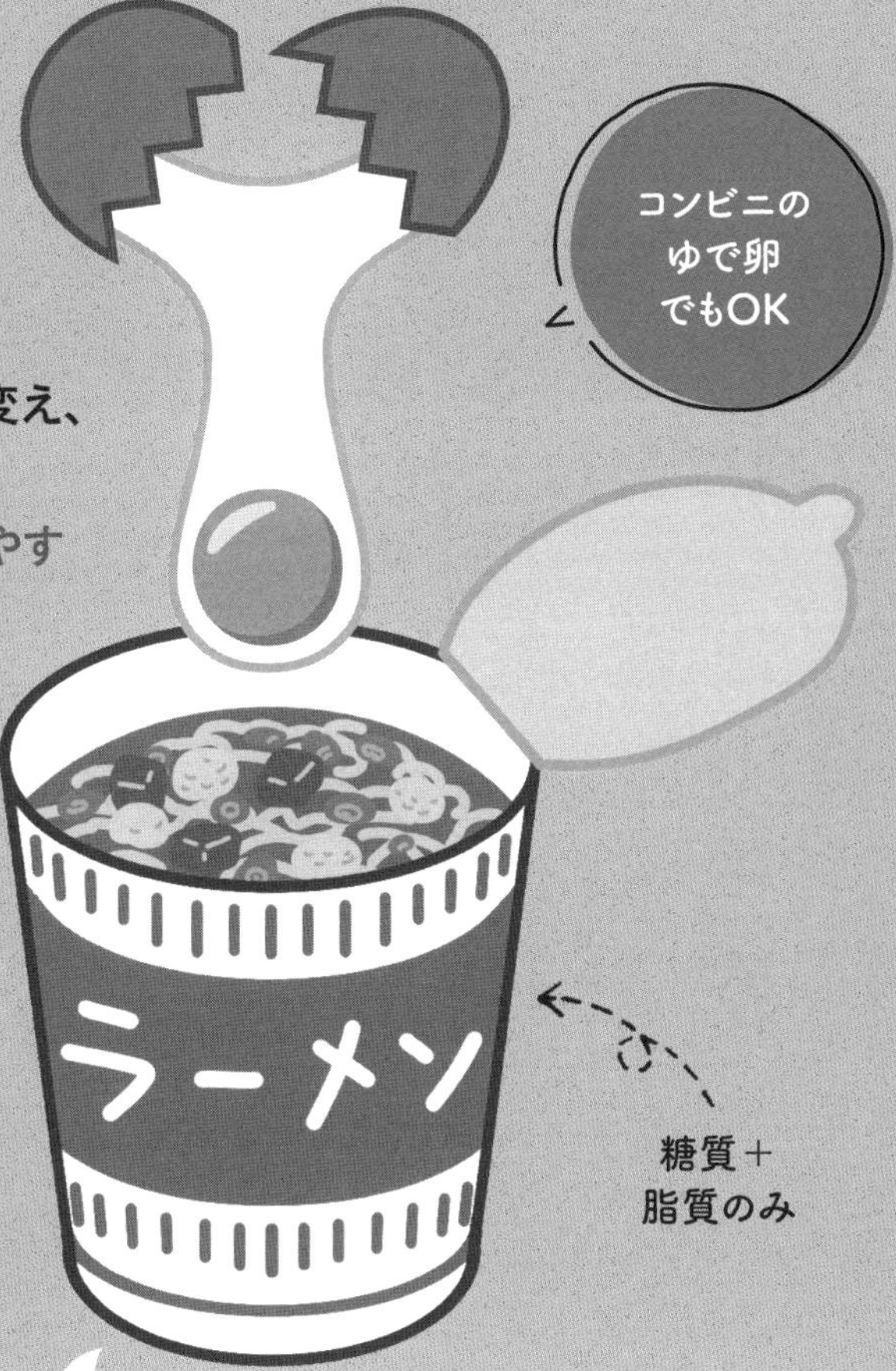
コンビニの
ゆで卵
でもOK
ラーメン
糖質＋
脂質のみ

ほかにもおすすめのトッピング

長ねぎ・ニラ・もやし …カリウムが豊富で体から塩分を排出
わかめ …食物繊維で血糖値の急上昇を抑える

PART
3

管理栄養士が教える『髪、肌、爪がみるみるうるおう』最強の食事

髪や肌のツヤハリがなくなると
一気に老けた印象に。
老化にストップをかけるのは、
若返りの栄養素が豊富な食材。
毎日の食事に生かせば、
みるみる若返ります。
今日からすぐ実践できて、
必ず結果が出る方法を教えます。

CONTENTS

P.84 肌のツヤとハリには
『たんぱく質＋緑黄色野菜』が最強

P.86 低カロリーなだけではNG
ハリとツヤが増す『置き換え術』

P.88 たちまち肌がよみがえる『1日5個のミニトマト』

P.90 緑黄色野菜を入れると
最強の『若返りみそ汁』に

P.92 シミ消しには『トマト×アサリ』が効果抜群

P.94 三大若返りビタミンが詰まった
『かぼちゃ』はエース級の美容野菜

P.96 かさかさ肌が『週1こんにゃく』でうるおう

P.98 『カシューナッツ』は白髪に効く天然のサプリ

P.100 『牛肉×ピーマン』でコラーゲンをつくり出す

P.102 『山芋×たらこ』の無敵コンビで
パサつく髪がよみがえる

P.104 『朝1杯のにんじんジュース』で
気になる加齢臭が消える

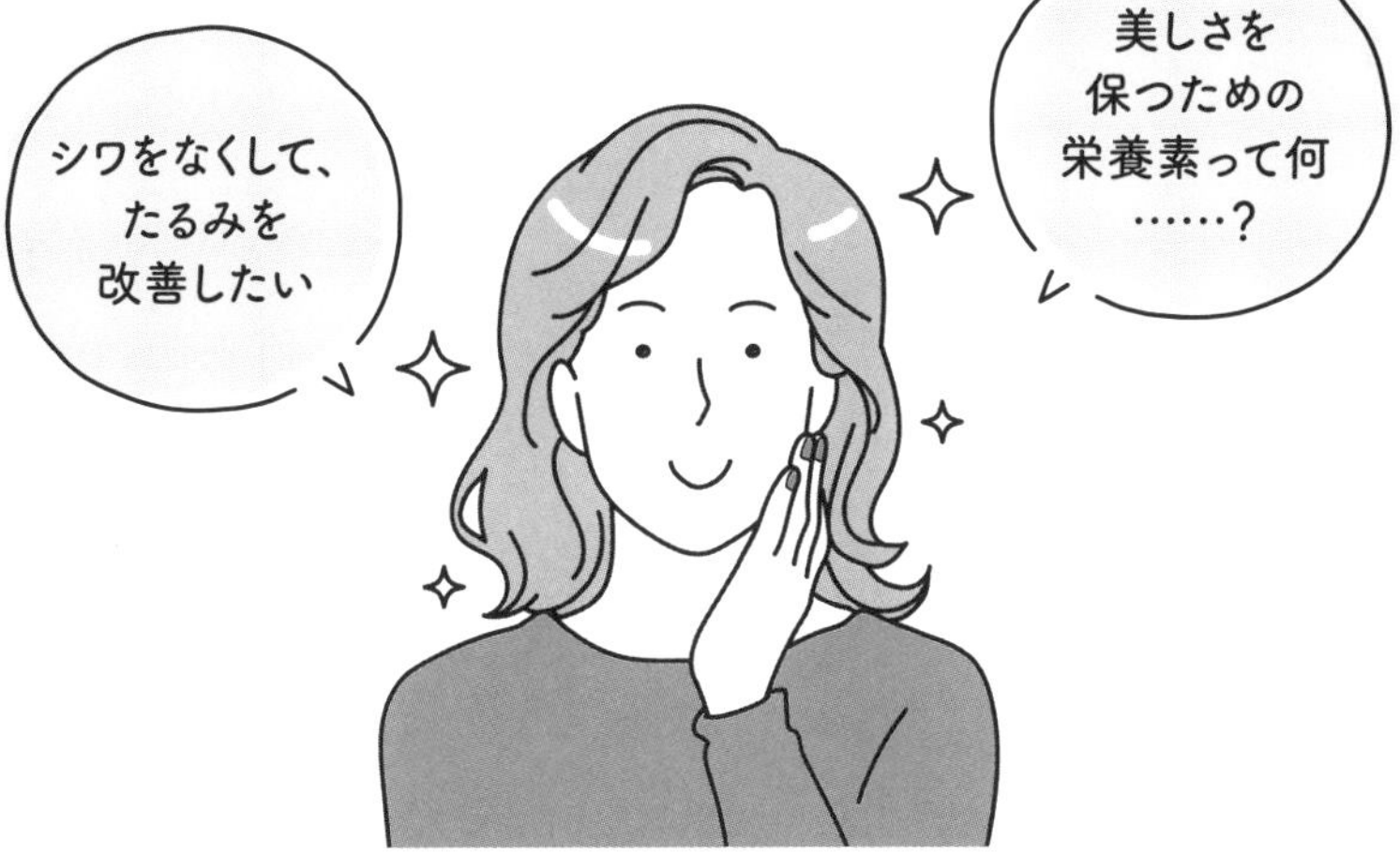

シワをなくして、たるみを改善したい
美しさを保つための栄養素って何……？

肌のツヤとハリには『たんぱく質＋緑黄色野菜』が最強

たんぱく質は肌、髪、爪の材料に

肌のハリやツヤを保つコラーゲンはたんぱく質の一種。
不足すると、肌荒れやくすみなど老ける原因となります。

たんぱく質を多く含む食材

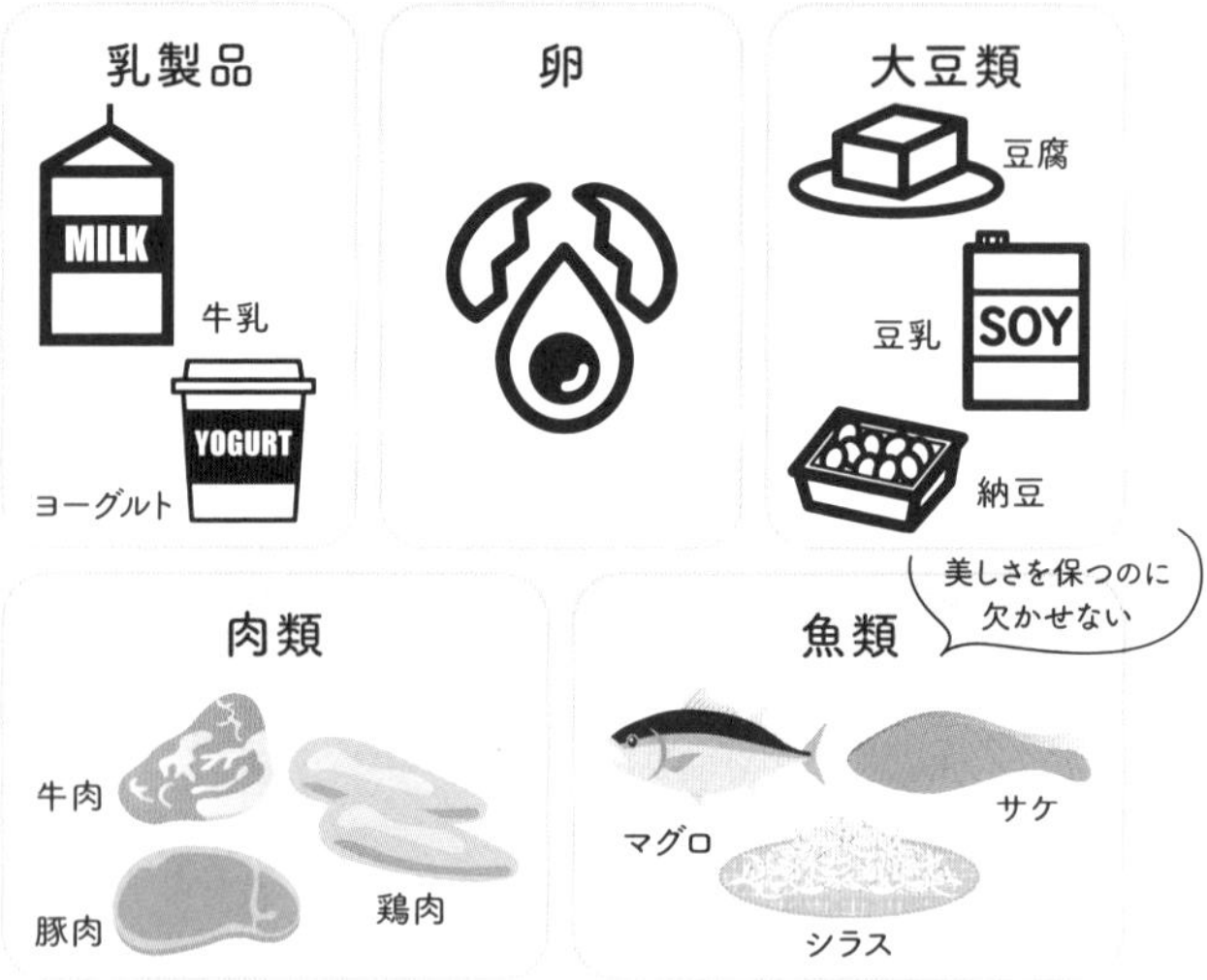
乳製品
MILK
牛乳
YOGURT
ヨーグルト
卵
大豆類
豆腐
SOY
豆乳
納豆
肉類
牛肉
鶏肉
豚肉
魚類
美しさを保つのに欠かせない
マグロ
サケ
シラス

バランスよく食べることを意識！

さまざまな相談者の栄養指導を続けながら、日々実感するのは「きちんと食べる人ほど見た目が若い」ということ。特に、**たんぱく質と緑黄色野菜をしっかりとっている人の肌はしっとりとうるおっていてハリツヤがあり、同じ年齢でも明らかに若く見えます。**

肌の材料になるのは、良質なたんぱく質。たんぱく質を豊富に含む肉、魚、卵、大豆製品、乳製品をバランスよく食べましょう。肉の脂質やカロリーが気になるようなら、牛や豚であれば赤身を選び、鶏肉は皮をとり除けば心配いりません。

緑黄色野菜は美肌に欠かせない

βカロテンやビタミンB群、ビタミンCなど、美肌を維持するために必要な栄養素が詰まった緑黄色野菜。かたよらないよう、さまざまな種類を食べましょう。

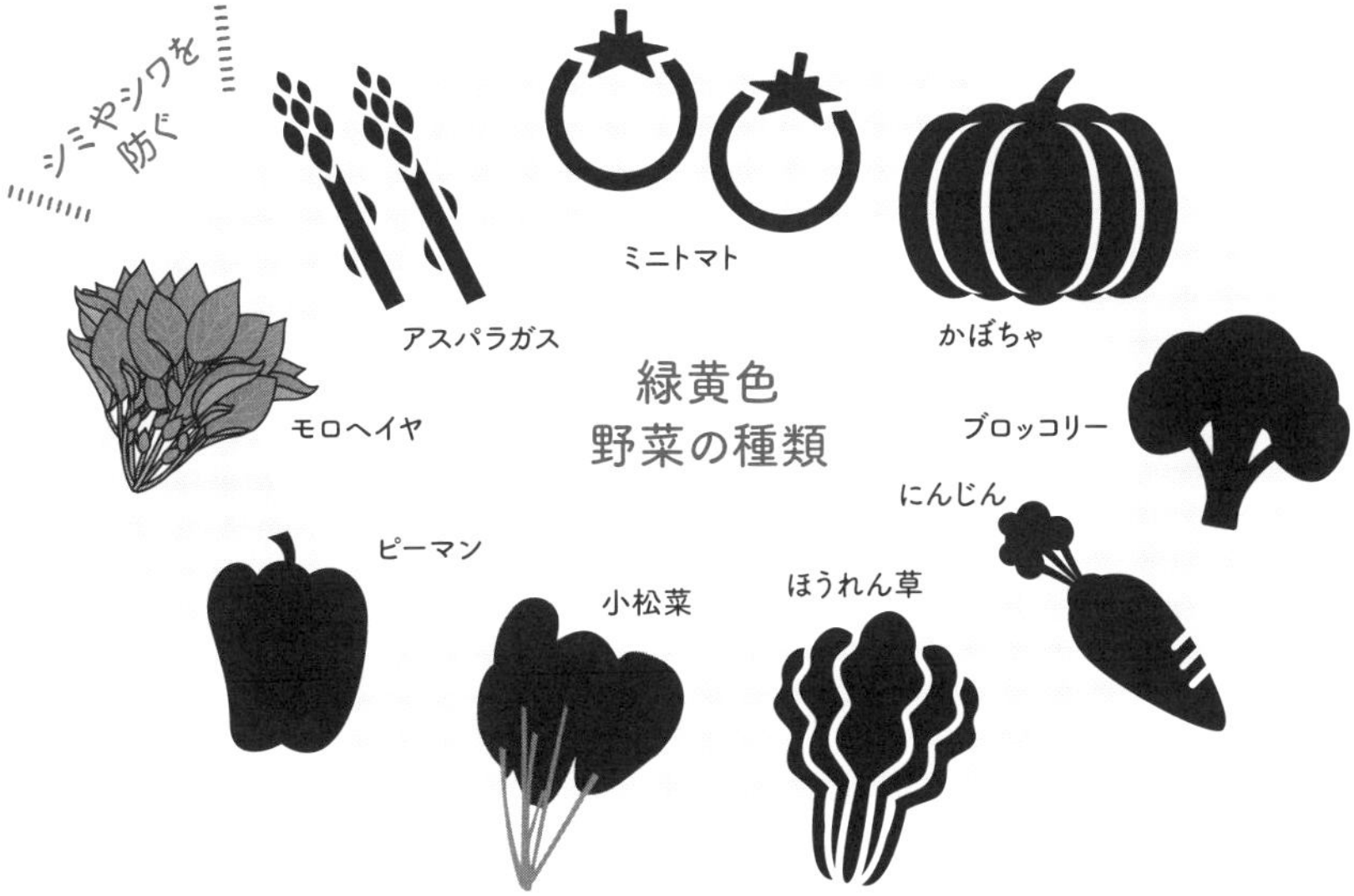
シミやシワを防ぐ
アスパラガス
ミニトマト
かぼちゃ
モロヘイヤ
緑黄色野菜の種類
ブロッコリー
にんじん
ピーマン
小松菜
ほうれん草

不足しやすいから毎日食べよう！

緑黄色野菜も積極的にとりたい美容食材です。活性酸素を打ち消すβカロテンがシミやシワなど肌の老化を防ぐほか、肌を健やかに保つビタミンB群やビタミンC、豊富な食物繊維にも肌荒れや吹き出ものの原因となる便秘を改善する効果があります。**緑黄色野菜は意識しないと不足しやすいので、食べることを習慣づけると若返り効果が上がります。**

　普段の食事で何げなく食べている食材には、「肌をきれいにする」「シミ、シワを消す」「たるみを引き締める」「髪や瞳にうるおいを与える」など、私たちが思っている以上にうれしい効果や働きを秘めています。身近な食材の持つ力を知って、上手に食生活にとり入れ続けていけば、歳を重ねるほど大きな差となってあらわれます。

低カロリーなだけではNG ハリとツヤが増す『置き換え術』

いくつになっても若々しくて素敵だなと感じるのはどんな人ですか。顔やスタイルのよさだけではなく、髪や肌、指先まで美しい人ではないでしょうか。

きれいになりたいという気持ちから、無茶なダイエットをしている人も多いかもしれません。でも、**体重だけにとらわれて極端に食事の量を減らし、低カロリーの食材ばかり食べていたら栄養不足になります。すると必要なところに栄養素が行き渡らず、たとえ若くても肌や髪にうるおいやツヤがなく、爪には縦線が入るなど、**ダイエットをした結果「やせたのに、なんだか老けた……」なんていう状態に。

そんなときは、ぜひ**カロリーよりも「栄養素」と「食物繊維」を重視**してみてください。例えばこんにゃくやきのこ類は食物繊維が豊富で低カロリーなダイエットの定番食材です。ただ、こればかり食べてると栄養不足になり、髪や肌のハリツヤが失われてしまいます。そこで積極的に食べたいのが、**水溶性食物繊維と不溶性食物繊維の両方を含み、かつそれ以外の栄養素もたっぷり含むモロヘイヤ、ブロッコリー、かぼちゃ、納豆**です。「緑黄色野菜」と「たんぱく質」食材でありながら、2つの食物繊維を含むので、髪や肌も健康的で美しくなり、脂肪を燃焼しやすい体になります。もちろんこんにゃくやきのこ類も優秀な食材なので、組み合わせて食べるのもおすすめです。

ヘルシーなものだけ食べていても美容には効果なし

低カロリーかつ食物繊維が豊富な食材はダイエットの強い味方。でもそればかりを食べていると体重は落ちても栄養不足になり、老けて見える原因になります。

水溶性食物繊維が豊富

こんにゃく
海藻類

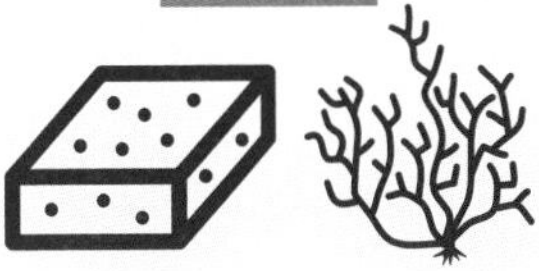

糖質や脂質の
吸収を抑える

不溶性食物繊維が豊富

きのこ類

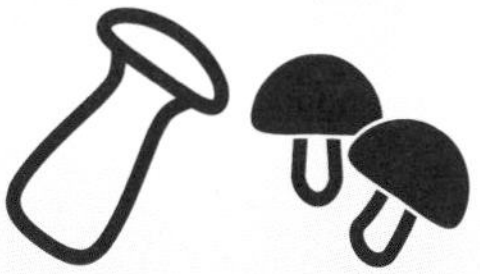

歯応えがあり満腹感
を得やすい。
便通も促進

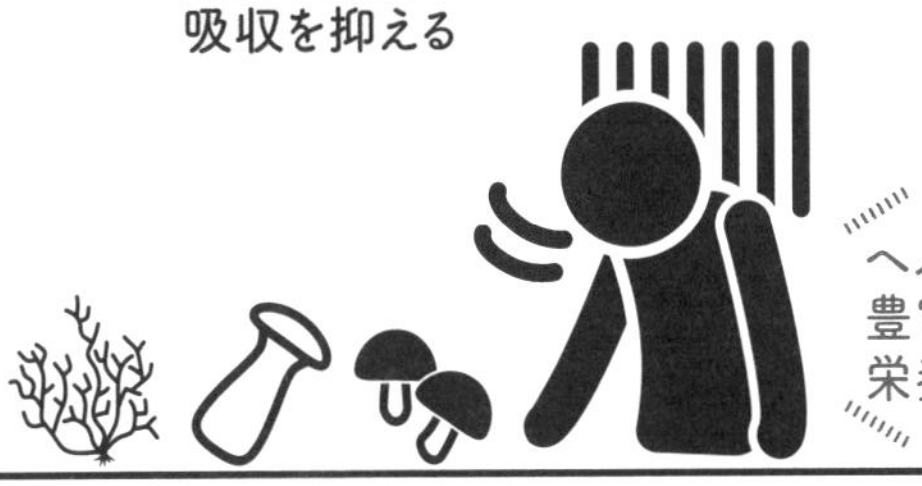
ヘルシーで食物繊維が
豊富だけど、これだけでは
栄養不足に……。

両方の食物繊維が豊富で
たんぱく質も**緑黄色野菜**も
とれるものと組み合わせたり置き換えを！

モロヘイヤ
ブロッコリー
かぼちゃ
納豆

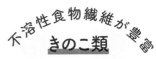

緑黄色野菜　　たんぱく質

栄養価も高くなり、体も心も満足度アップ

たちまち肌がよみがえる『1日5個のミニトマト』

調理しなくてもそのままポンと口に放り込むだけで、**若々しい肌を維持することができる最強食材。それは、ミニトマトです。1日たった5個食べるのを習慣化するだけで、肌が若返ります。**

肌トラブルの代表格であるシミは、黒い色のもとになるメラニン色素が増え、肌に定着したものです。なぜメラニン色素が増えるのか、それは紫外線などの刺激によって活性酸素が発生するから。この活性酸素を打ち消す「抗酸化力」は、体に備わってはいますが、30歳をすぎると徐々に衰え、シミだけでなく、シワやたるみなど肌の老化を加速させます。

そんな肌の老化を食い止めるためには、真っ赤なトマトを食べましょう。**トマトの赤い色素・リコピンには、ずば抜けた抗酸化力があり、アンチエイジング効果はあらゆる食材のなかでトップクラス。**リコピンの抗酸化力は、同じく抗酸化力が高いβカロテンの2倍、ビタミンEの１００倍といわれています。完熟後に収穫されるミニトマトは、完熟前に収穫される普通のトマトよりもリコピンが豊富。なので、より効率的にとるならミニトマトがおすすめです。**トマトはβカロテンも豊富なので、2つの成分の相乗効果で抗酸化力はまさに最強。**

リコピンやβカロテンは、油と一緒に摂取すると吸収率がぐっと高まります。ミニトマトにエクストラバージンオリーブオイルとほんの少しの塩をかけるだけで、手軽でおいしい美肌サラダの完成です。

ミニトマトのリコピン、ビタミンはトマトの約2倍

肌トラブルの原因となる活性酸素を撃退してくれる抗酸化力に優れたトマト。完熟してから収穫されるミニトマトは普通のトマトよりリコピンが多いのが特徴です。

大きいトマトよりも栄養満点

ミニトマト

効果的な食べ方 リコピンとβカロテンは油と組み合わせると吸収力アップ。日中の肌ダメージを打ち消すために朝食に食べるのがベスト。

注目の成分

- リコピン
- βカロテン
- ビタミンC

お腹が満たされ、外食ではなかなかとることのできない自炊ならではのベストな量が5個!

リコピンが紫外線のダメージから肌を守る

リコピンの強力な抗酸化力は、あらゆる老けの原因となる活性酸素を打ち消してくれます。

βカロテンは体内でビタミンAに

βカロテンは抗酸化力も高く、肌を健康な状態に保つために必要なビタミンAに変化します。

シミ・くすみにビタミンC

肌荒れ、肌トラブル防止に欠かせないビタミンCは、加齢に伴う免疫力の低下も抑制してくれます。

×

かけ合わせるとさらに若返る!

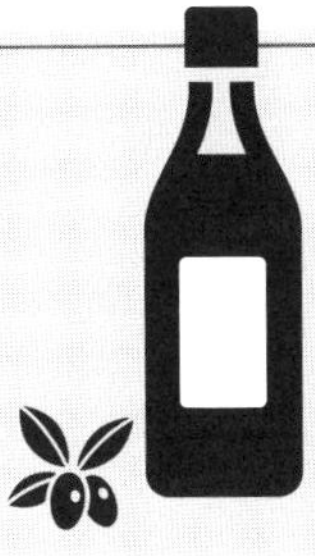

エクストラバージンオリーブオイル

オリーブオイルの主成分であるオレイン酸は、生活習慣病のリスクを誘発する血液中のLDL(悪玉)コレステロールを増加させず、また減らす効果も期待できます。健康診断のLDLコレステロールの値が気になる人や脂っこい食事を好む人は、いつもの油をぜひこれに換えてみてください。

緑黄色野菜を入れると最強の『若返りみそ汁』に

毎**日1杯食べるだけで肌にうるおいやハリが戻ってくる、名づけて「若返りみそ汁」**を紹介します。具には、若返り効果の高い緑黄色野菜のにんじんと小松菜、たんぱく質要員として厚揚げを組み合わせた具だくさんのみそ汁です。

みその原料となる大豆には、大豆サポニンが豊富に含まれています。**大豆サポニンは抗酸化力があり、老化の原因となる過酸化脂質が増えるのを抑える働きがあります。**また脂質の代謝をサポートして肥満を予防、肥満による老け見えも予防できます。

にんじんと小松菜に含まれるβカロテンは、肌のうるおいを保つために欠かせないビタミンAに変化し、高い抗酸化力で活性酸素のダメージを抑え、老化の進行を食い止めます。またにんじんは、**βカロテンより強い抗酸化力を持つαカロテンが多いのも**特徴。**小松菜の鉄とカルシウムも不足しがちな栄養成分。鉄は貧血を予防して目の下のクマを消し、肌色も明るいピンク色に導く働きがあります。**カルシウムも骨粗しょう症を防いで、若々しい姿勢を保つのに欠かせません。

厚揚げは、植物性たんぱく質がとれるのはもちろん、油が緑黄色野菜のβカロテンの吸収率を高めてくれます。また油のコクがあることで、野菜のえぐみがマイルドになり、味がぐっとおいしくなります。

このみそ汁は、汁少なめ、具多めにして、食事の最初のほうに食べると食べすぎも防げますよ。

「若返り」に特化したおすすめのみそ汁

毎日食べたいみそ汁は、目的に合わせた具材をたっぷり入れるのがポイント。美容効果の高い緑黄色野菜をたくさん入れると、肌のうるおいがアップします。

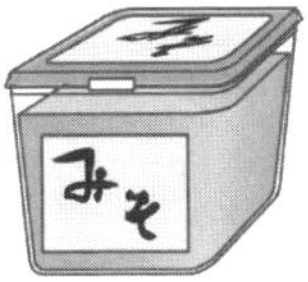

大豆サポニンの抗酸化力

みそ、厚揚げ

注目の成分

- 大豆サポニン
- 植物性たんぱく質

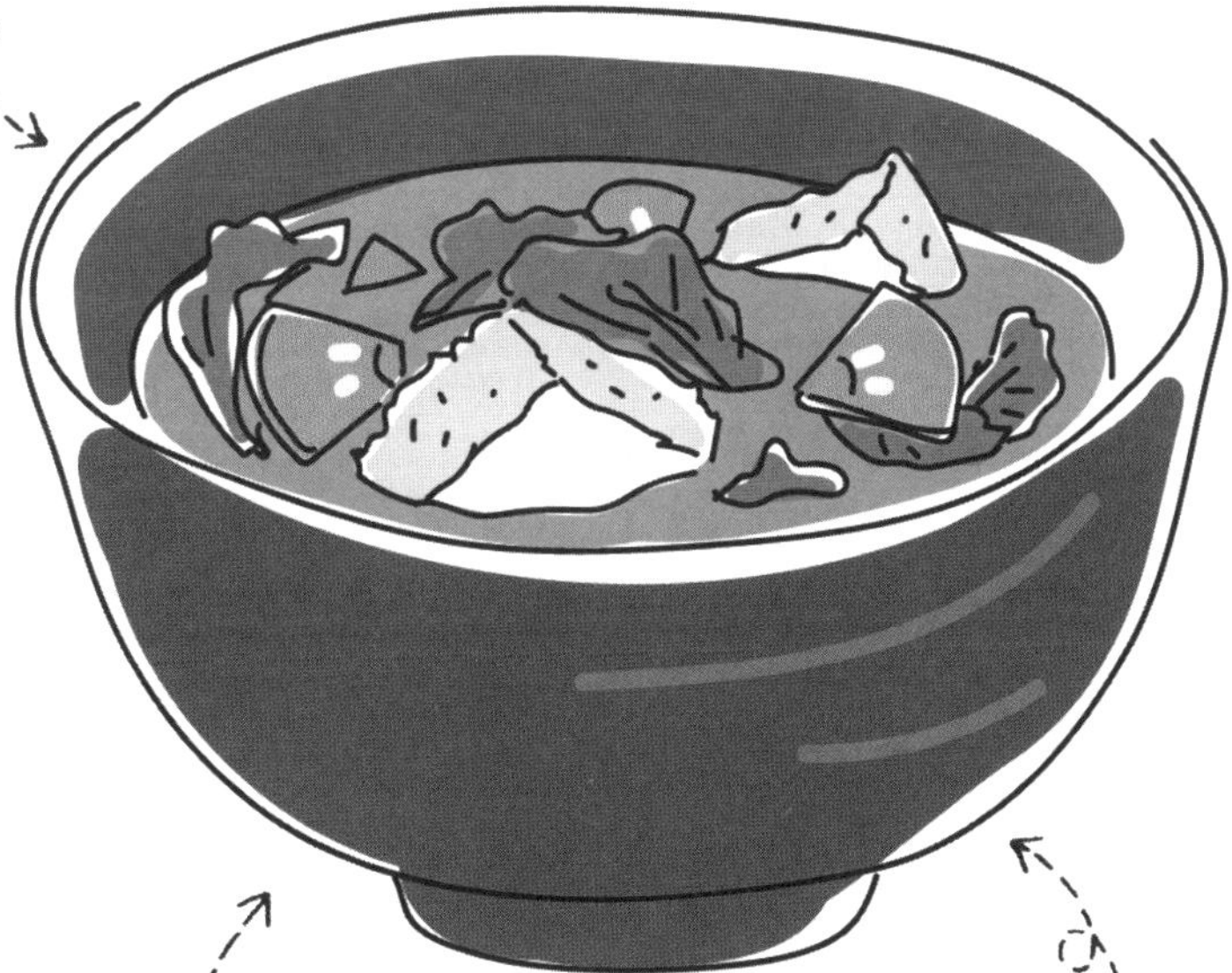

鉄分補給に

小松菜

注目の成分

- 鉄
- カルシウム

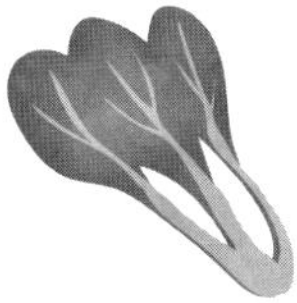

若返りに欠かせない

にんじん

注目の成分

- βカロテン
- αカロテン

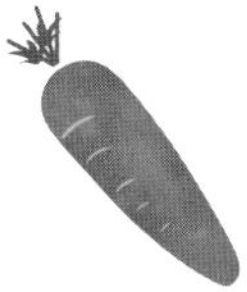

シミ消しには『トマト×アサリ』が効果抜群

トマトとアサリが活性酸素に対抗

シミの原因、活性酸素を打ち消してくれるトマトのリコピンとアサリの鉄は、シミ対策に最強の組み合わせ。

アサリ　×　トマト水煮缶

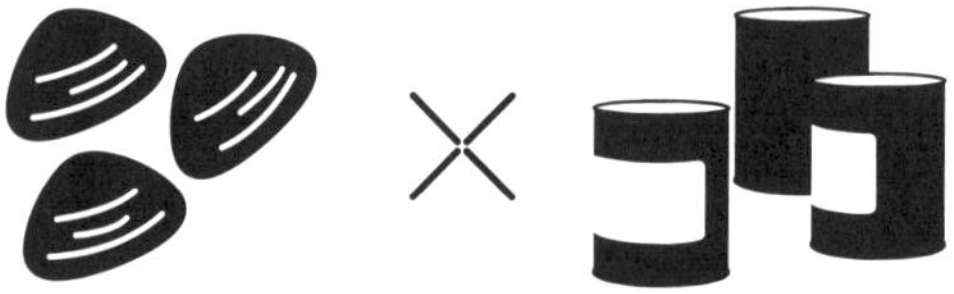

アサリ

注目の成分

鉄	タウリン

トマト水煮缶

注目の成分

リコピン	ビタミンC

リコピン×鉄分でシミ・ほくろに対抗

メラニンの生成を抑制するリコピンと、活性酸素を打ち消す酵素の材料となる鉄でシミになる前に撃退！

缶詰は常備もできて栄養抜群

トマトもアサリも缶詰がおすすめ。常備できて手軽な上に、生より若返り効果が高いのが特徴です。

ある日突然あらわれたり、増えたりするシミ。**老けた印象を強くしてしまうシミを防ぐ、とっておきのレシピ「アサリたっぷりトマトのスープ」**を紹介します。

メイン食材の1つは、真っ赤なトマト。すでにお伝えしましたが、**トマトの赤い色のもと「リコピン」には、非常に高い抗酸化力があります。しかも、トマトのリコピン含有量は、あらゆる食材のなかでもずば抜けています。**ほかの食材とは比較にならないほど、シミを消す力が強い食材なので欠かせません。もう1つの

最強のシミ消しスープ

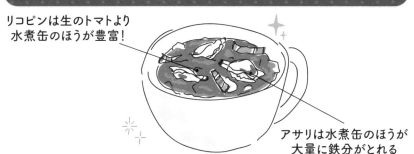

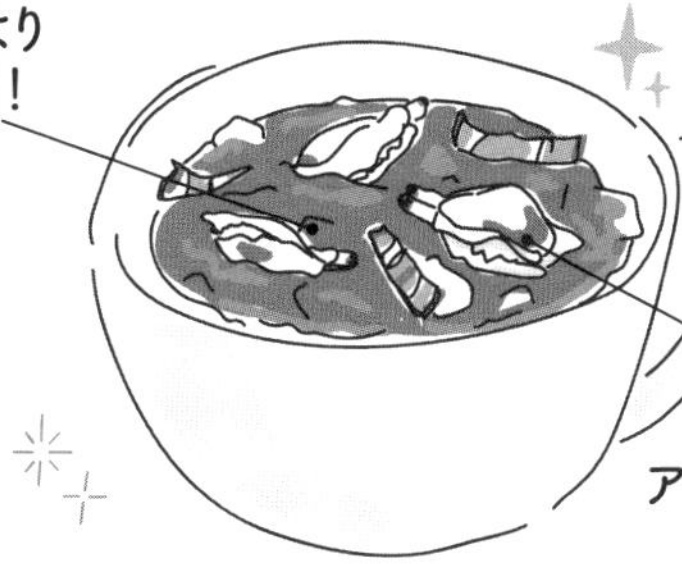
リコピンは生のトマトより
水煮缶のほうが豊富！
アサリは水煮缶のほうが
大量に鉄分がとれる

材料（4人前）

- カットトマトの水煮缶……1缶（400g）
- アサリの水煮缶…1缶（内容総量180g）
  ※固形量と水分の総量です。
- ベーコン……2～3枚
- エクストラバージンオリーブオイル……大さじ1
- A 水……1カップ（200mℓ）
- A コンソメスープの素……1個

作り方

1. ベーコンは1cm幅に切り、鍋にオリーブオイルを入れて中火で炒める。
2. トマト、アサリ、Aを加え、2～3分煮る。
3. 塩、コショウ（分量外・適量）で味を整える。

メインはアサリ。**アサリにたっぷり含まれている若返り成分は「鉄」です。鉄は紫外線によって体内に増える活性酸素を打ち消す酵素の構成成分となります。**この酵素が働くことによって、活性酸素が除去されるのです。

　トマトのリコピンもアサリの鉄も、生のものより水煮缶のほうが、含有量が多いので、水煮缶を使うのがポイントです。缶詰を常備しておけば、いつでも手軽につくれるので定期的に食べてほしいです。また、**シミに効く栄養素を余すところなくとれるよう、エクストラバージンオリーブオイルで、スープに溶けたリコピンの吸収率をアップ**させているのもこのスープのポイント。シミの原因となる活性酸素を消す栄養素を、毎日の食事でおいしくとりましょう。

三大若返りビタミンが詰まった『かぼちゃ』はエース級の美容野菜

かぼちゃは、**三大若返りビタミンのA、C、Eが豊富な、まさにエース級の美容野菜です。**

ビタミンAは、肌を老化させる元凶となる紫外線のダメージを受けた肌を修復するために不可欠な栄養素。ビタミンCは、シミのもとになるメラニン色素の生成を抑えて、肌のハリや弾力をもたらすコラーゲンの生成もサポート。若返りビタミンの代表格、ビタミンEは新陳代謝を活発にして肌のターンオーバーを促し、うるおいのある肌に導いてくれます。

また、**抗酸化作用が高いビタミンCとEを一緒にとると、相乗効果でより高いアンチエイジング効果を発揮**することもわかっています。ビタミンAとCは、免疫力を高める働きもあるので、元気で若々しい体づくりにかぼちゃは欠かせません。

ずっしりと重い**かぼちゃは栄養価が高く、厚生労働省が推奨する1日あたりの野菜の摂取量３５０グラムをぐっと底上げ**してくれるのもポイント。甘いから糖質が多いのではと気になるかもしれませんが、同じぐらい甘いスイーツに比べたら低脂肪で低カロリー。むしろ、甘いものを求める気持ちを満たしてくれる上に、野菜不足も解消できるダイエットの味方です。おすすめの食べ方は、かぼちゃ＋クリームチーズ＋スライスアーモンドでつくるサラダ。クリームチーズでたんぱく質がプラスでき、アーモンドの油が、脂溶性ビタミンAとEの吸収を高めてくれるので、若返り効果がパワーアップします。

三大若返りビタミンのA、C、Eが豊富

抗酸化力の高いビタミンA、C、Eが入っている野菜はほかにもありますが、かぼちゃの含有量はトップクラス。美容のためにも健康のためにも食べたい野菜です。

若返りビタミンが豊富

かぼちゃ

効果的な食べ方 煮る、焼く、蒸すなど、なんでもOK。できれば皮ごと食べましょう。スイーツの代わりに食べるのもおすすめです。

注目の成分

- βカロテン(ビタミンA)
- ビタミンC
- ビタミンE
- 食物繊維

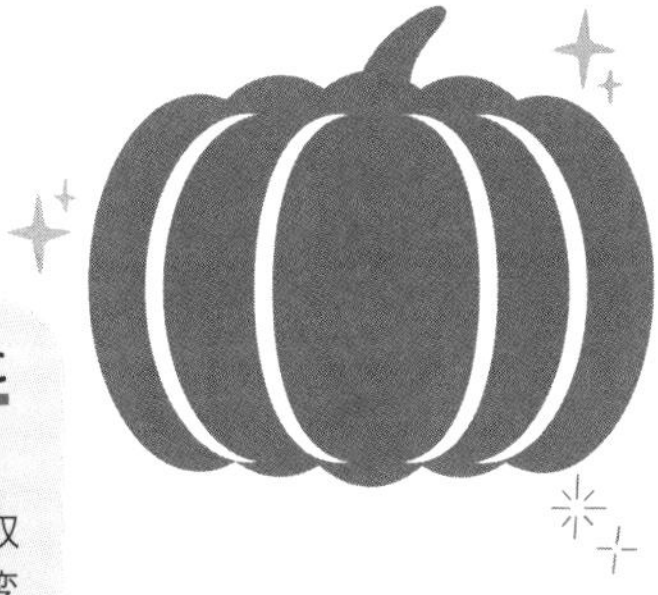

体内でビタミンAに変わるβカロテン

βカロテンが体内に吸収されるとビタミンAに変わり、免疫力を高め、肌や粘膜を守ります。

体のさびつき防止にビタミンC

コラーゲンの生成を助けるビタミンC。活性酸素やストレスから体を守る働きもします。

かぼちゃとクリームチーズとアーモンドの スーパー若返りサラダ

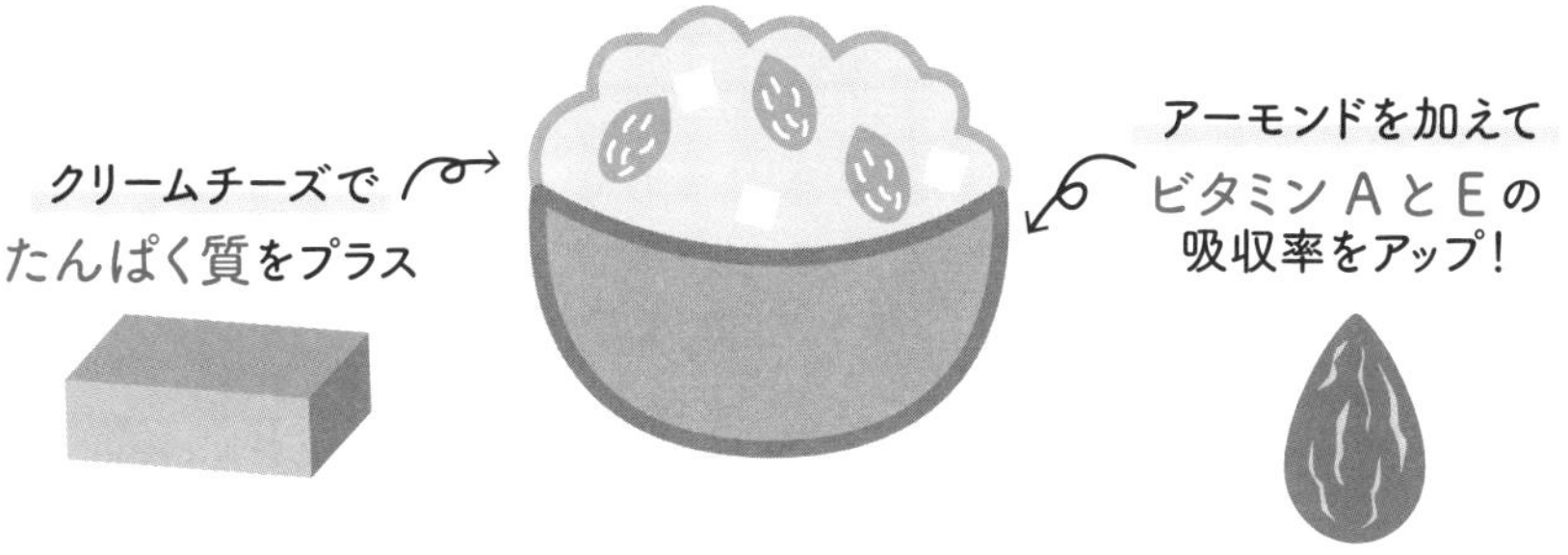
クリームチーズで
たんぱく質をプラス
アーモンドを加えて
ビタミンAとEの
吸収率をアップ!

かさかさ肌が『週1こんにゃく』でうるおう

美肌に欠かせない成分の「セラミド」。健康的な肌を保つための皮膚のバリア機能に必要なこの成分は、化粧水などに入っていることで知っている人も多いと思いますが、実は身近な食品からとることもできます。その筆頭が、超低カロリーでおまけに値段もお手頃なミラクル食材こんにゃくです。

こんにゃくには、セラミドの原料になる「グルコシルセラミド」がたっぷり。週に1～2回食べるだけで、見違えるようなしっとり肌になります。米や小麦にも含まれていますが、この成分の含有量はこんにゃくがトップクラス。ただし、グルコシルセラミドは、こんにゃくの原料であるこんにゃく芋の皮に多く含まれているので、**購入時に必ず原材料を確認して、「こんにゃく芋」と表示されている生芋こんにゃくを選びましょう。**「こんにゃく粉（精粉）」と書かれているものには、皮が含まれていません。

うるおっている肌と乾燥している肌の違い、それは肌の表面の角層の水分量の差です。角層の細胞と細胞の間には、セラミドという脂質があります。角層の水分量の約50％を占めているのがこのセラミドで、水分の蒸発を防ぐ役割も担っています。セラミドは、**加齢とともに減少し、50代は20代のおよそ半分になってしまうので、食事からとることを習慣に**してください。板こんにゃくでも糸こんにゃくでもよいので、うるおい肌のためにも、1週間で約300グラムを目安に継続的に食べましょう。

うるおい肌に欠かせないセラミドって何？

皮膚の一番表面には、薄い「角層」という層があり、何層もの角層細胞が重なっています。その角層細胞同士のすき間を満たしているのが「セラミド」です。

肌のバリア機能を高め、乾燥から守るセラミド（細胞間脂質）

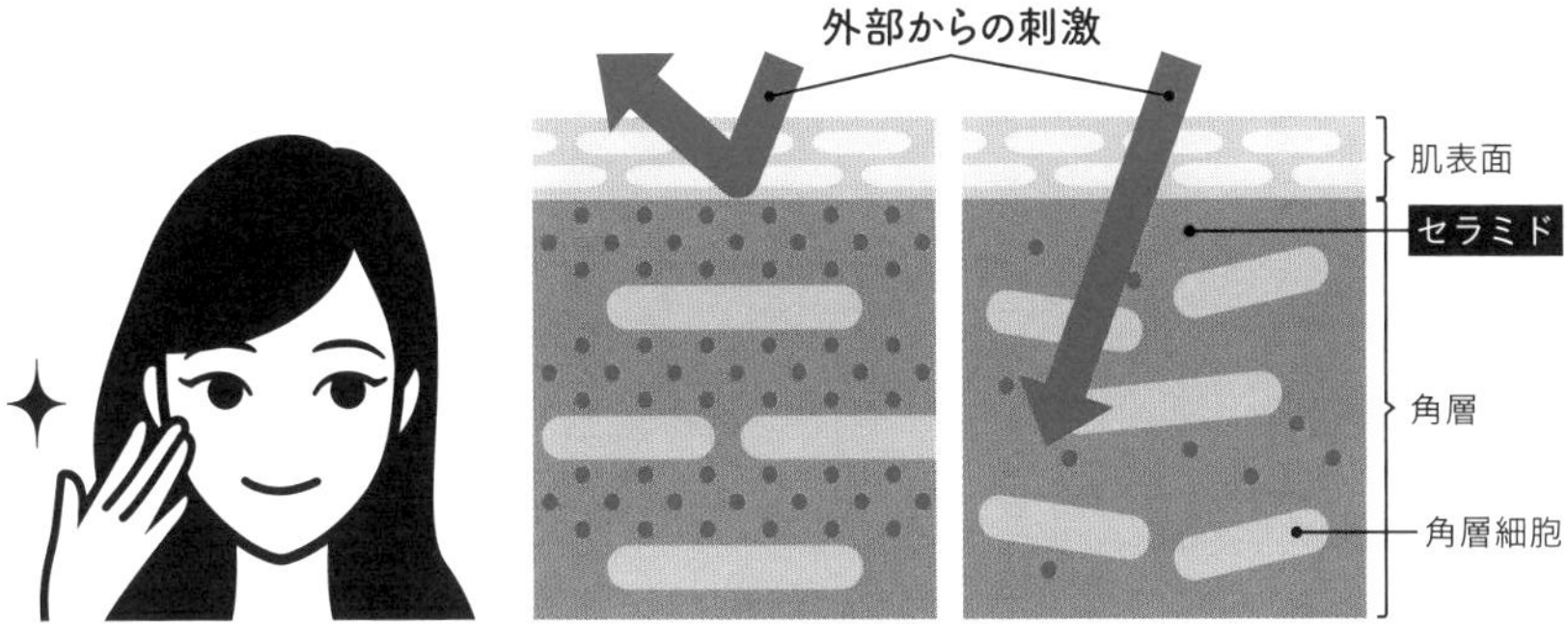
外部からの刺激
肌表面
セラミド
角層
角層細胞

〈肌断面イメージ図〉

セラミドが不足すると肌が正常な状態を保つことができず、肌老化の原因に。角層はスカスカの状態になり、うるおいが保持できず、乾燥肌になってしまいます。

週1回のこんにゃくで肌がうるおう

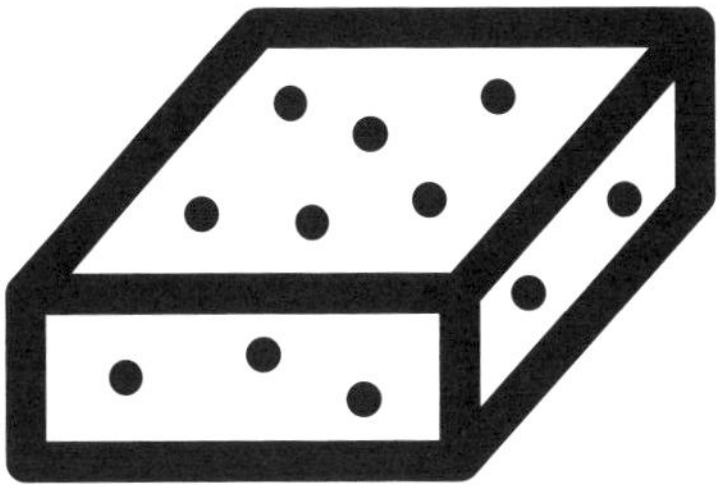

おすすめの食べ方

こんにゃくをから炒りし、しょうゆ、削り節をかけて食べる
味変には食べるラー油をかけて

- 原料に「こんにゃく芋」と書かれている生芋こんにゃくを選ぶ
- 1週間で300g（1袋）が摂取目安量
- 板こんにゃくでも糸こんにゃくでもOK

『カシューナッツ』は白髪に効く天然のサプリ

白髪の主な原因は、加齢を筆頭に、血行不良、生活習慣、ストレスなどさまざまな理由が絡み合って新陳代謝が悪くなり、髪を黒くするメラニン色素を生成する力が減るためです。

気になる白髪を何とかしたい。そんな悩みには「カシューナッツ」が最適。なぜなら、**白髪対策に必要な4つの栄養素、亜鉛、ビオチン、銅、マグネシウムがすべて含まれているからです。**

毛根の膨らんだ部分を毛球といいますが、その中に髪の毛の成長の根源となる毛乳頭があり、それを囲んで毛母細胞があります。カシューナッツに豊富に含まれている亜鉛は、この毛母細胞の働きを高める作用があり、新しい黒髪をつくるために必須です。

ビオチンはビタミンB群の一種で、これが不足すると白髪になってしまいます。銅は髪のメラニン色素をつくり、黒さを保つためには欠かせない栄養素です。マグネシウムは、糖質、脂質、たんぱく質を代謝するビタミンB群の働きをサポートします。

素焼きのカシューナッツをそのまま食べてもいいのですが、新しい黒い髪の毛をつくるためには肉や魚、卵などの動物性のたんぱく質をしっかりとることも重要。**一番相性がいいのは鶏肉で、中華料理で有名な「鶏肉のカシューナッツ炒め」がおすすめです。**鶏肉はたんぱく質やビタミンB群も豊富。カシューナッツと合わせると相乗効果で、美髪効果はますます高くなります。

白髪になってしまう原因

髪の色のもととなる色素細胞のメラニン色素の量が、加齢やストレスなどさまざまな理由で低下。うまく着色されずに生えてきた髪の毛が白髪になります。

黒髪　白髪

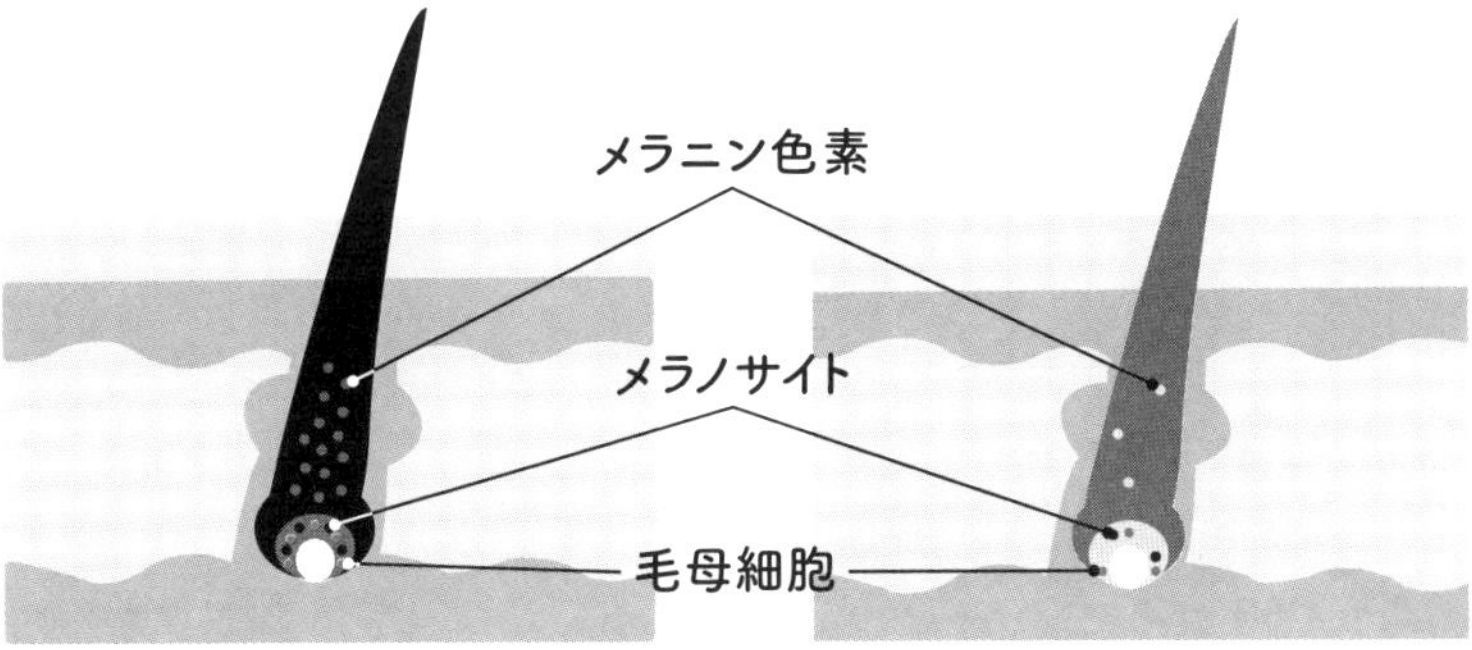

メラニン色素が多ければ多いほど、
髪は黒くなります。

メラニン色素がほとんどないと、
髪は白くなります。

4つの栄養素で白髪を予防

カシューナッツ

効果的な食べ方 素焼きのものを、肉や魚などと一緒に炒めるのがおすすめ。飾り程度ではなく、たっぷり入れてください。

注目の成分

- 亜鉛
- ビオチン
- 銅
- マグネシウム

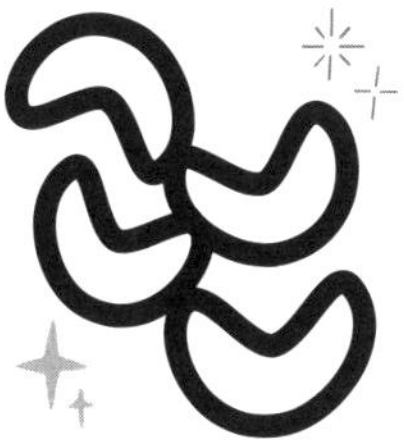

新しい黒髪をつくる栄養素が豊富

亜鉛、ビオチン、銅、マグネシウムが、新しい黒髪をつくり、白髪を予防する材料になります。

たんぱく質を食べると新しい髪が生える

たんぱく質とカシューナッツを一緒にとることで、より健康で美しい髪が生えてきます。

『牛肉×ピーマン』でコラーゲンをつくり出す

40歳前後から、あごのラインや輪郭が丸くなり、頬のあたりがたるんできた……。その理由は、加齢に伴ない顔のうるおい成分がどんどん減ってくるから。若い頃のような**ハリのある肌、すっきりシャープなフェイスラインをとり戻すためには、牛肉とピーマンを食べてうるおい成分を補いましょう。**

肌のうるおいを保つためには、「コラーゲン」が欠かせないのですが、そのコラーゲンをつくり出してくれるのが牛肉×ピーマンの組み合わせ。コラーゲンの材料となるのは「たんぱく質」「鉄」「亜鉛」「ビタミンC」の4つで、牛肉にはそのうちの3つ、たんぱく質、鉄、亜鉛が含まれています。そこにビタミンCが豊富なピーマンを組み合わせることでコラーゲンをつくり出します。肉のコレステロールを敬遠する人もいますが、肌のバリア機能を担う細胞間脂質の成分として肌の水分をしっかりキープする重要な役割を担います。ただし、余分な脂肪はとらないように「赤身のロース」を選ぶのがポイントです。また、ピーマンは肌を健やかにしてくれるβカロテンや、肌のコラーゲンを生成するビタミンCも豊富です。

この2つを楽しむなら、**牛肉とピーマンの細切りを炒めた青椒肉絲《チンジャオロース》がおすすめ。**油と一緒だとβカロテンの吸収がよくなります。熱に弱いビタミンCを最大限に生かせるよう、牛肉を先に炒め、ピーマンを入れたら手早くさっと炒めましょう。

牛肉とピーマンは"うるおい成分をつくる"組み合わせ

体重は変わっていないのに顔が丸くなってきたと感じたら、それは「たるみ」が原因かもしれません。牛肉×ピーマンで対策していきましょう。

ヘム鉄と亜鉛でたるみ防止！

牛肉

効果的な食べ方 脂肪分が少なく、鉄分のなかでも吸収率が高いヘム鉄が豊富な赤身のロースを選びましょう。

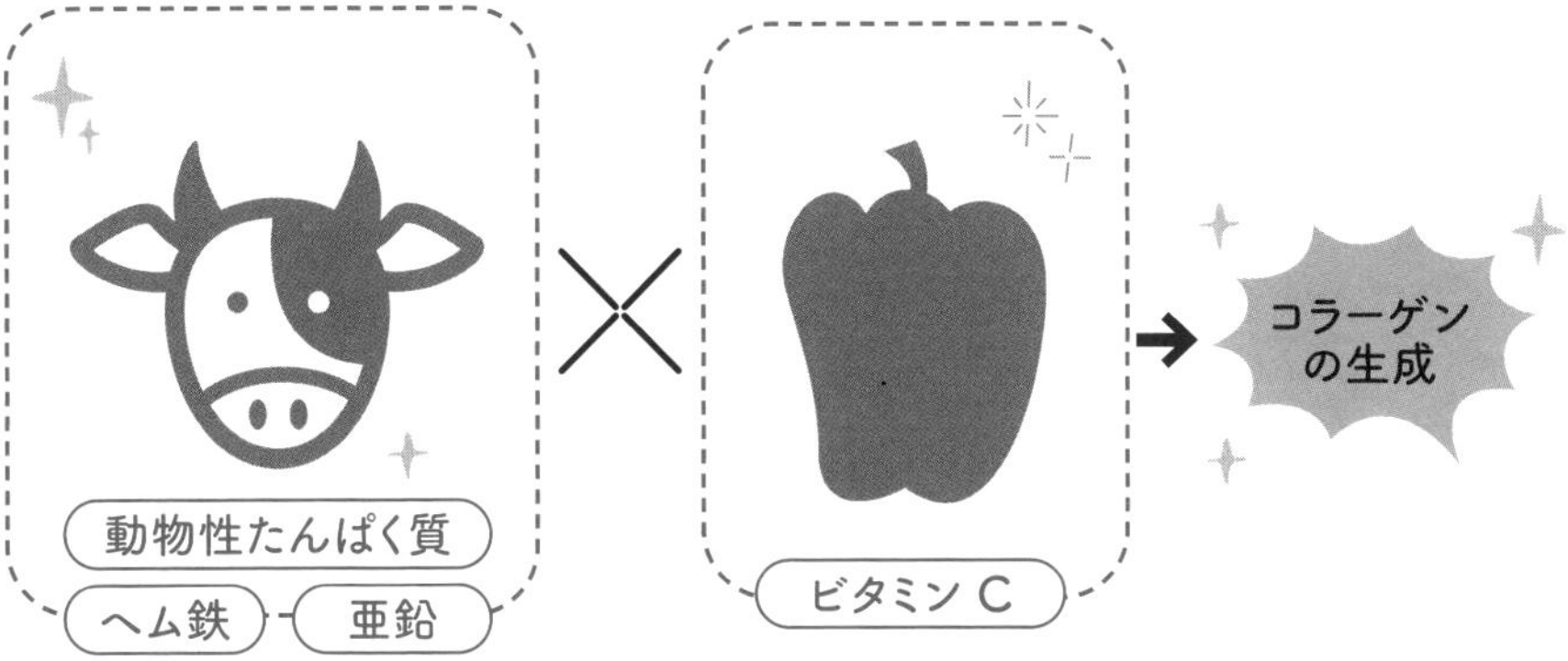

牛肉のパワーを底上げ！

ピーマン

効果的な食べ方 ビタミンCは熱に弱いので、炒めるときは時間をかけずに、手早くささっと。

牛肉×ピーマンで「コラーゲン」をつくり出す

牛肉のたんぱく質、ヘム鉄、亜鉛にピーマンのビタミンCの４つの栄養素がそろうことでコラーゲンが生成されます。

ピーマンが多めの青椒肉絲を食べる

牛肉とピーマンは相性抜群。一緒に炒めるときは、ピーマンは肉の倍入れるイメージで。

『山芋×たらこ』の無敵コンビでパサつく髪がよみがえる

古くから滋養強壮に効くといわれる山芋は、炭水化物やたんぱく質のほか、ビタミンB_1、カリウム、食物繊維など栄養価たっぷり。**山芋のネバネバに含まれるコンドロイチン硫酸は、髪の若返り効果が高い注目成分です。**

その効果とは高い保水力。山芋を食べると、年齢とともに乾燥しがちな皮膚や髪の保水力が戻ってきます。**ネバネバ成分は、うるおいたっぷりのツヤ髪になれる食材なのです。**コンドロイチン硫酸は、関節の痛みや動脈硬化、高血圧、骨粗しょう症、ドライアイにもよいといわれています。

山芋は、すりおろせば粘りが出て、生のまま刻めばサクサクと、加熱するとほっくりした食感に変わります。肉、魚、卵など幅広い食材とも相性がよいのも魅力です。サラサラ、ツヤツヤの髪のためには、「たらこ」との組み合わせがおすすめです。**たらこには、肌、髪、爪をつくるたんぱく質がたっぷり。それだけではなく、ビタミンB_1、B_2、B_{12}、ナイアシン、パントテン酸、亜鉛など、びっくりするほどバラエティに富んだ栄養のかたまり。**山芋との組み合わせは、無敵のアンチエイジングメニューになります。

山芋を調理すると手がかゆくなることがあります。その原因は、皮の近くに多いシュウ酸カルシウムが手についてしまうからです。シュウ酸カルシウムは手を酢水でぬらすと、かゆみやぬめりがとれるので、ぜひ試してみてください。

美容効果の高い山芋のネバネバ成分に大注目

山芋のネバネバに含まれるコンドロイチン硫酸は、とにかく保水性や弾力性に優れていて肌や髪のうるおいに欠かせない成分です。

滋養強壮に効く

山芋

効果的な食べ方 加熱せず、生食がおすすめ。加熱するとビタミンB_1やビタミンC消化を助ける酵素が損失します。

注目の成分

- コンドロイチン硫酸
- ビタミン B_1
- カリウム
- 食物繊維

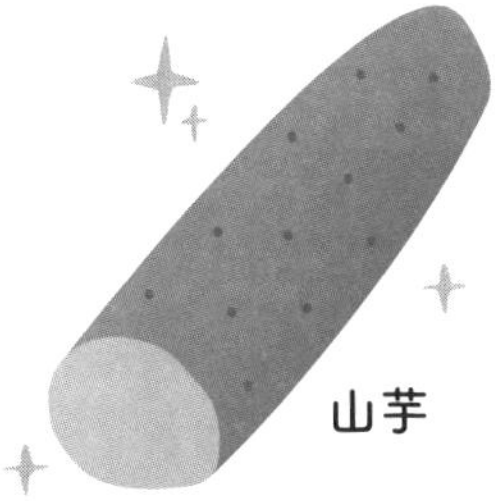
山芋

×

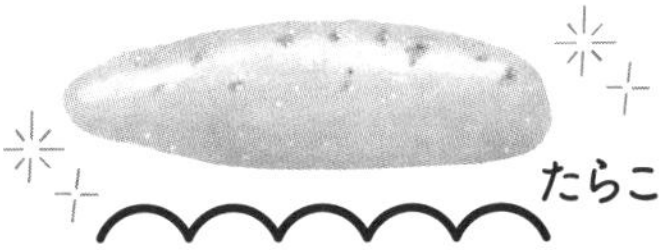
たらこ

おすすめの食べ方

山芋を短冊切りにし、ほぐしたたらこと和えてしょうゆをかけて食べる

たんぱく質がたっぷり

たらこ

効果的な食べ方 加熱せずに食べるのがおすすめ。プリン体が多いので食べすぎには注意が必要。塩分が多いので塩分を排出してくれるカリウムを含む食材と一緒に食べましょう。

注目の成分

- ビタミンB_1、B_2、B_{12}、ナイアシン、パントテン酸
- 亜鉛
- たんぱく質
- 鉄

コンドロイチン硫酸のアンチエイジング効果に注目！

コンドロイチンは人の体に存在していますが、加齢とともに減少。積極的に食べましょう。

山芋（ビタミン）×たらこ（たんぱく質）で最強美髪

ビタミンとたんぱく質の組み合わせが美髪や美肌をつくります。たらこは驚くほどビタミンも豊富！

たらこの塩分を山芋のカリウムで排出！

気になるたらこの塩分は、塩分排出効果のある山芋のカリウムが排出してくれます。

『朝1杯のにんじんジュース』で気になる加齢臭が消える

年齢を重ねるにつれて気になる加齢臭。男性特有と思われがちですが、女性も無縁ではありません。そのにおいは、酸化した油、古いろうそくなどに例えられます。デオドラント製品などで対策もできますが、実は**加齢臭対策には1杯の「にんじんジュース」が効力を発揮**します。

加齢臭の正体はノネナールという物質。30代をすぎたころから徐々に生成されはじめます。これを**予防するためには、抗酸化作用のある野菜やフルーツを日常的に食べること。**抗酸化力の強い、βカロテンとビタミンCが豊富な緑黄色野菜は、加齢臭対策に欠かせない食材です。疲労がたまるとにおいが強くなるので、疲労回復効果の高いクエン酸も一緒にとりましょう。腸内環境が乱れるとアンモニアなどにおいの原因物質が増えるので、腸内環境を整えるオリゴ糖もプラスすればパーフェクトです。

βカロテンはにんじん、クエン酸とビタミンCは濃縮還元の果汁１００％オレンジジュース、オリゴ糖はハチミツからとれるので、それらをあわせた加齢臭対策にんじんジュースを紹介します。作り方はとても簡単で、材料をミキサーに入れて30秒攪拌《かくはん》するだけ。粗めなので、にんじんのざらつきが気になるかもしれませんが、そのまま飲みましょう。**効果が出るまでには少し時間がかかるので、毎朝の習慣にしてみてください。**同時ににおいの原因となる動物性脂肪の食べすぎに注意することも重要です。

日中にかく汗のにおい対策にも

加齢臭には抗酸化作用のある野菜が効果的。におい対策は習慣化することが大事なので、身近な野菜であるにんじんがぴったりです。

抗酸化力でにおいを抑制！

にんじん

注目の成分

βカロテン

効果的な飲み方 加齢臭対策にはミキサーにさっとかけた粗ごし風にんじんジュース。コップ1杯に約80g（1/2本）使います。

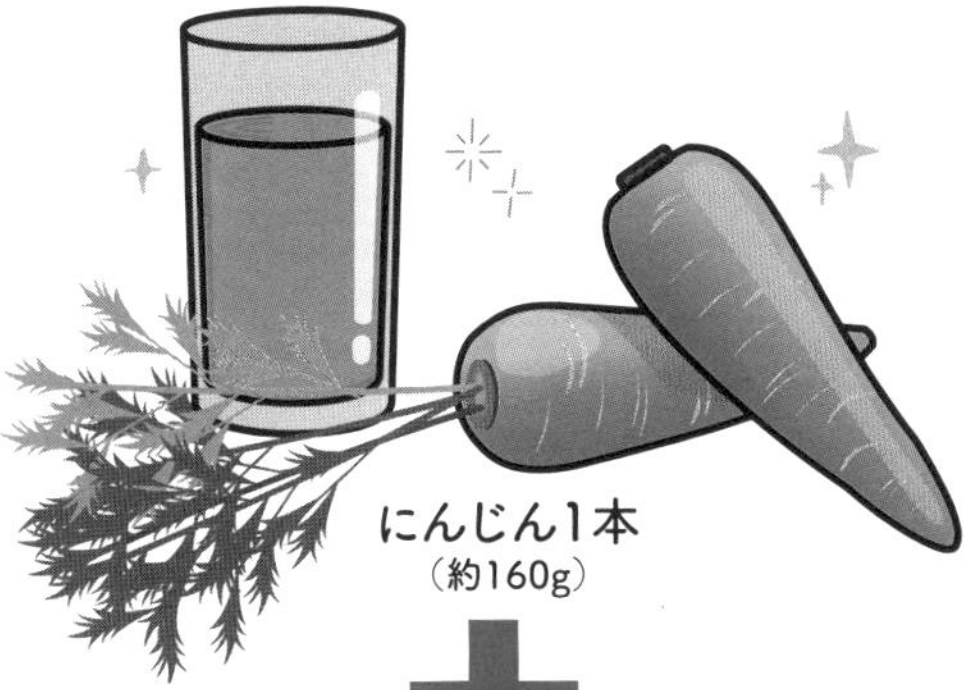

にんじん1本
（約160g）

にんじんジュースの作り方

にんじんはよく洗い、乱切りにして全ての材料をミキサーに入れ、高速で30秒ほど攪拌したら完成！

コップ2杯分

ビタミンC・クエン酸
オレンジジュース
300mℓ

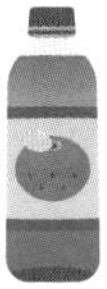

オリゴ糖
ハチミツ
大さじ2～3

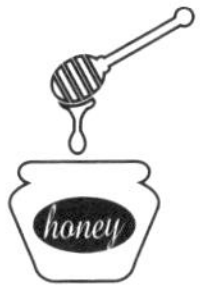

水
50mℓ

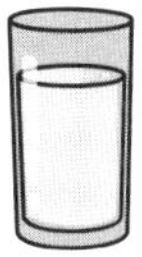

加齢臭にはβカロテンが効く

にんじんには、体臭改善に効果的な抗酸化力の強いβカロテンが豊富に含まれています。

抗酸化力の強いビタミンC

βカロテンと同様にビタミンCも抗酸化力が強く、皮脂の酸化を抑える作用があります。

合わせるのはオリゴ糖とクエン酸

アンモニアを代謝し、疲労を回復、腸内環境を整えるものを合わせるとより効果アップ！

PART 4

管理栄養士が教える『体の中からきれいになる』最強の食事

高血圧、コレステロール、冷え、疲れがとれない……。
多くの人が悩んでいる症状ですが、これらも体の老化現象。
自分に必要な栄養素を知って、食事からおいしくとれば、
細胞レベルで体の中から若返ることができます。

CONTENTS

P.108 『カツオにんにくマヨ』で冷え知らずの体に！

P.110 『甘酒』を飲めば1日で疲労回復

P.112 高血圧が気になるときには『ざるそば×大根おろし』

P.114 『サーモン×玉ねぎ』でいつまでも血液サラサラ

P.116 古びた血管が若返る『アボカドとマグロの美肌サラダ』

P.118 『ブロッコリーは茎ごと』食べて老化の進行を抑える

P.120 悩みの多い更年期、頼りになるのは『調整豆乳』

P.122 『モロヘイヤのヌルヌル成分』で輝く瞳をとり戻す

P.124 免疫力アップに効く大注目食材『桜エビ』

P.126 飲みすぎ＆二日酔いは『ごま』に頼る

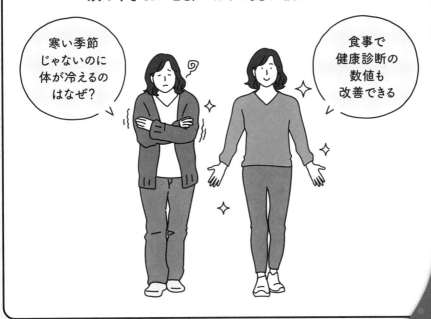

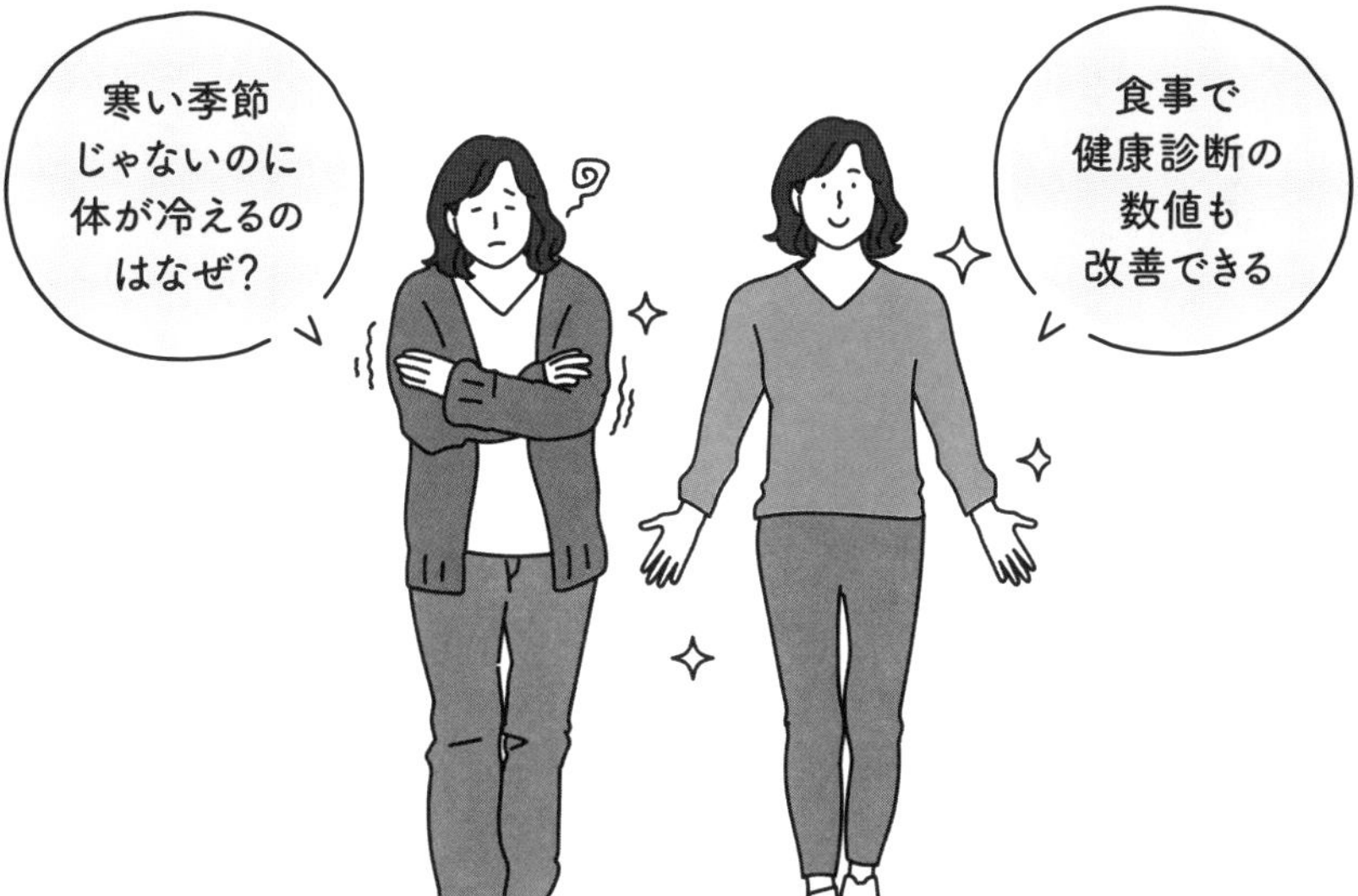

寒い季節じゃないのに体が冷えるのはなぜ？
食事で健康診断の数値も改善できる

『カツオにんにくマヨ』で冷え知らずの体に！

寒い季節はもちろん、冷房を使う夏もつらい冷え。体質だから仕方がないと放置していると、頭痛や肩こり、不眠の原因にもなりかねません。そんな**冷えを予防する、ちょっと個性的なレシピが「カツオのたたき にんにくマヨネーズ」**です。

女性に冷え性が多いのは、筋肉量が少ないから。つまり、**冷え性改善には筋肉の材料となるたんぱく質をしっかりとり、体温を上げる必要がある**のです。また、血流をよくすることも、体温維持に大切。

おすすめのカツオは、良質なたんぱく質がとれることはもちろんですが、血の巡りをサポートしてくれる栄養素もたっぷり。**カツオの油に含まれるEPA(エイコサペンタエン酸)は、血管を広げ、血液をサラサラにしてくれる作用があり、DHA（ドコサヘキサエン酸）は、血中コレステロールや中性脂肪を減らし、血行を促進。また、不足すると冷えに影響する鉄分も豊富です。**

カツオに合わせる**にんにくのアリシンは、新陳代謝を高めて血行を改善してくれます。**特に末端の冷えが気になる人には食べてほしい食品です。**マヨネーズはビタミンEの補給源。毛細血管を広げて血行をよくし、全身に必要な栄養素や酸素を送り届けてくれます。**マヨネーズとの組み合わせは意外かもしれませんが、カツオの臭みを消す効果もあり、子どもにも好評のレシピです。コクが増して満腹感を得やすいので、ぜひ作ってみてください。

冷えにはカツオ＋にんにくマヨが効く

冷え性改善には筋肉量を増やし、血行を改善することが不可欠。冷えは老ける原因にもなるので、すぐに対策が必要です。おいしくカツオで解決しましょう。

たんぱく質と鉄分が豊富

カツオ

効果的な食べ方 カツオのたたきを買ってきて、つけダレににんにくマヨネーズを添えるだけで冷え性改善レシピになります。

注目の成分

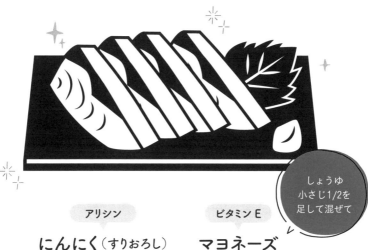

- たんぱく質
- ヘム鉄
- ビタミン B_6

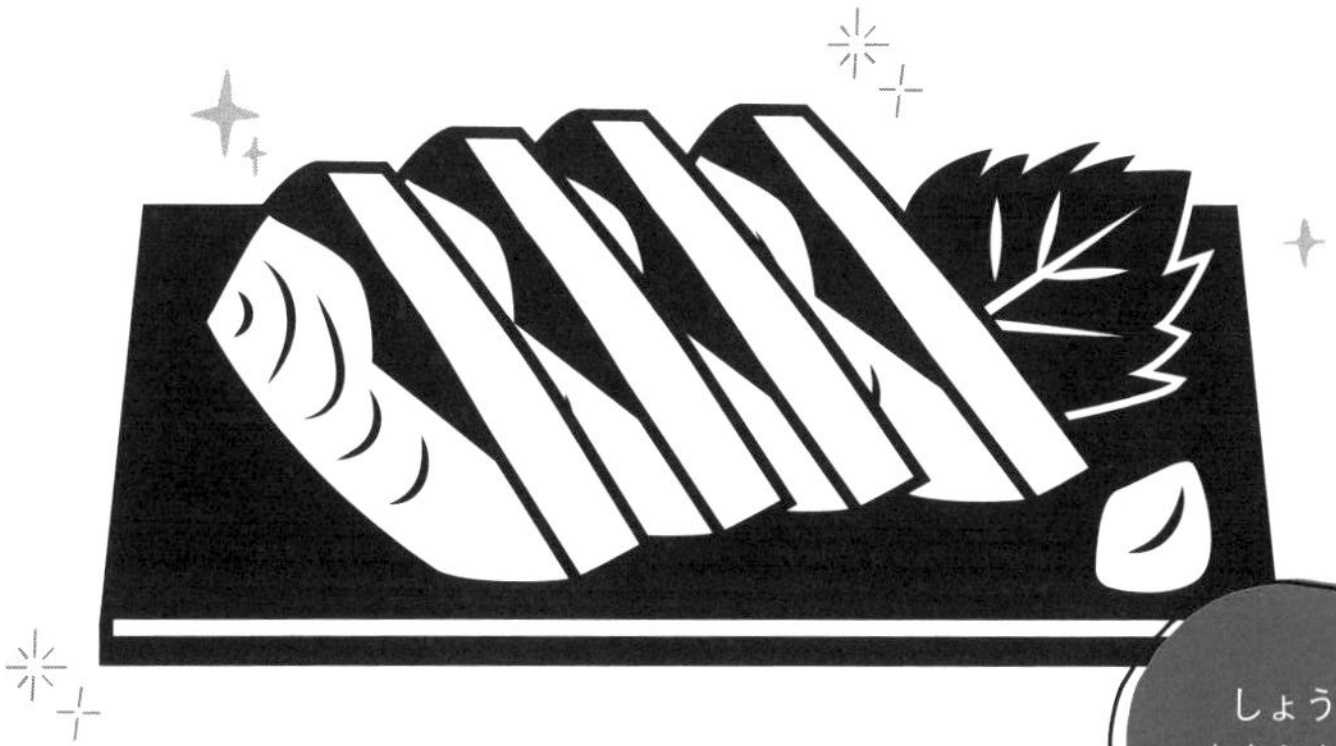

しょうゆ
小さじ1/2を
足して混ぜて

アリシン

にんにく（すりおろし）
大さじ1

ビタミンE

マヨネーズ
大さじ2

筋肉量アップにたんぱく質

冷え解消には、筋肉量を増やし基礎代謝を上げること。そのためにたんぱく質は不可欠です。

血流改善には十分な鉄分が必要

カツオに含まれるヘム鉄は体に吸収されやすく、鉄そのものが体温を維持します。

たんぱく質をとるならビタミンB_6も欠かせない！

たんぱく質を体内で再合成するのに不可欠なビタミンB_6。たんぱく質量に合わせてB_6の必要量も増えます。

『甘酒』を飲めば1日で疲労回復

飲む点滴といわれる甘酒の栄養素

「飲む点滴」「飲む美容液」とも呼ばれる甘酒。栄養価が抜群で、健康にも美容にも効果が期待できます。

体がイキイキ

甘酒

効果的な飲み方 糖質を含むので朝飲むと体がシャキッと目覚めます。

注目の成分
ブドウ糖
アミノ酸
食物繊維
オリゴ糖
ビタミンB_1、B_2

うれしい効果

- 免疫力アップ
- 疲労回復
- 腸内環境を整える
- 美肌効果
- ダイエットをサポート
- 老化防止

飲めばすぐに効くから「飲む点滴」ともいわれる甘酒。自然なやさしい甘みがリラックス効果をもたらし、**疲労回復に絶大な効果があります。**江戸時代には、暑い夏をのり切る夏バテ防止の飲みものとして親しまれていました。

甘酒は、酒粕からつくられたものと、米麹からつくられたものがあります。酒粕の甘酒には「レジスタントスターチ」と「レジスタントプロテイン」が豊富に含まれています。**レジスタントスターチは、腸内細菌のエサとなって腸内環境を改善します。血糖値の上昇を抑える、血**

酒粕・米麹からつくられた甘酒の特徴

甘酒には主に酒粕からつくられたものと米麹からつくられたものがあり、原材料、栄養成分が異なるので、その違いを紹介します。

酒粕甘酒

酒粕に砂糖を加えたアルコールありの甘酒

日本酒をつくる際にできる酒粕を水で溶かし、砂糖を加えてつくる甘酒。ごく微量のアルコールを含みます。

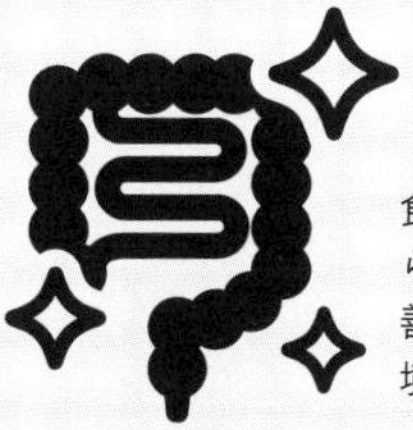

レジスタントスターチが善玉菌を増やす

食物繊維のような作用をもたらすレジスタントスターチが善玉菌のエサとなり、腸内環境を整えてくれます。

米麹甘酒

原材料は米＋麹 アルコールも砂糖もなし！

米に含まれているでんぷん麹菌が、でんぷんをブドウ糖に変えるので、自然な甘みが味わえます。子どもも飲んでOK。

エルゴチオネインが美肌・アンチエイジングに効果的

麹甘酒の注目成分『エルゴチオネイン』は強力な老化防止効果が！腸内環境が整い内側から元気に。

中コレステロール値や中性脂肪を低下させるなどの働きも期待されています。レジスタントプロテインは、食べものの脂質やコレステロールを排出する作用や、腸内に善玉菌を増やす働きがあります。**米麹の甘酒の注目成分は「エルゴチオネイン」。ビタミンCをしのぐほど抗酸化力が強く、免疫力を高めてくれます。**甘みのもとは麹菌がでんぷんを分解してできたブドウ糖で、体や脳のエネルギーとしてすぐに使える即戦力。

どちらもおすすめですが、米麹の甘酒にはアルコールが含まれていないので、子どもでも安心して飲めます。**ただし、飲みすぎると糖質のとりすぎになります。毎日飲むのではなく、疲れたときに200ミリリットルほど飲むのがおすすめです。**

高血圧が気になるときには『ざるそば×大根おろし』

高血圧が気になるときにおすすめしたいのはそばです。**そばに豊富に含まれている栄養成分ルチンには、血圧を上げる物質の働きを弱める作用があります。**ビタミンCとともに毛細血管を強くする働きもあるので、高血圧による動脈硬化や脳血管障害の予防に役立ちます。

そばには実の中心部分を使った色の白い「更科そば」と、実の外側に近い部分も使う色の濃い「藪そば」や「田舎そば」があります。**ルチンが多く含まれているのは、そばの実の外側の殻に近い部分。**そのため血圧上昇を抑える効果は、「藪そば」や「田舎そば」を選んだほうが高くなります。ルチンは水に溶けやすい性質の栄養素なので、そば湯も飲みましょう。**おすすめは、そばに大根おろしを添えたざるそばです。**かけそばだと、塩分の多いつゆを飲みすぎてしまい、血圧が上がってしまうからです。

そばと組み合わせたい大根の代表的な栄養素は、強い抗酸化力のあるビタミンC。ルチンと協力して血圧が上がるのを防いでくれるベストパートナー。**肥満も血圧上昇の要因になりますが、この組み合わせは血糖値が上がりにくく、太りにくいのもポイントです。**大根おろしがないときは、ブロッコリーやほうれん草、ミニトマトといったビタミンCが豊富な野菜を一緒に食べるようにしてみてください。ルチンがビタミンCの吸収を助けてくれ、老化から身を守ってくれますよ。

そばに含まれるルチンで血行を改善

ルチンには、血圧を下げる効果はもちろん、毛細血管を強くし、傷ついた血管を修復するなど、血管と血液にうれしい作用があります。

ルチンが血圧を下げる

そば

注目の成分

- ルチン
- ビタミン B_1
- 食物繊維

効果的な食べ方 ルチンは水に溶けやすいのでそば湯も飲むのがおすすめ（めんつゆは塩分が多いので注意しましょう）。

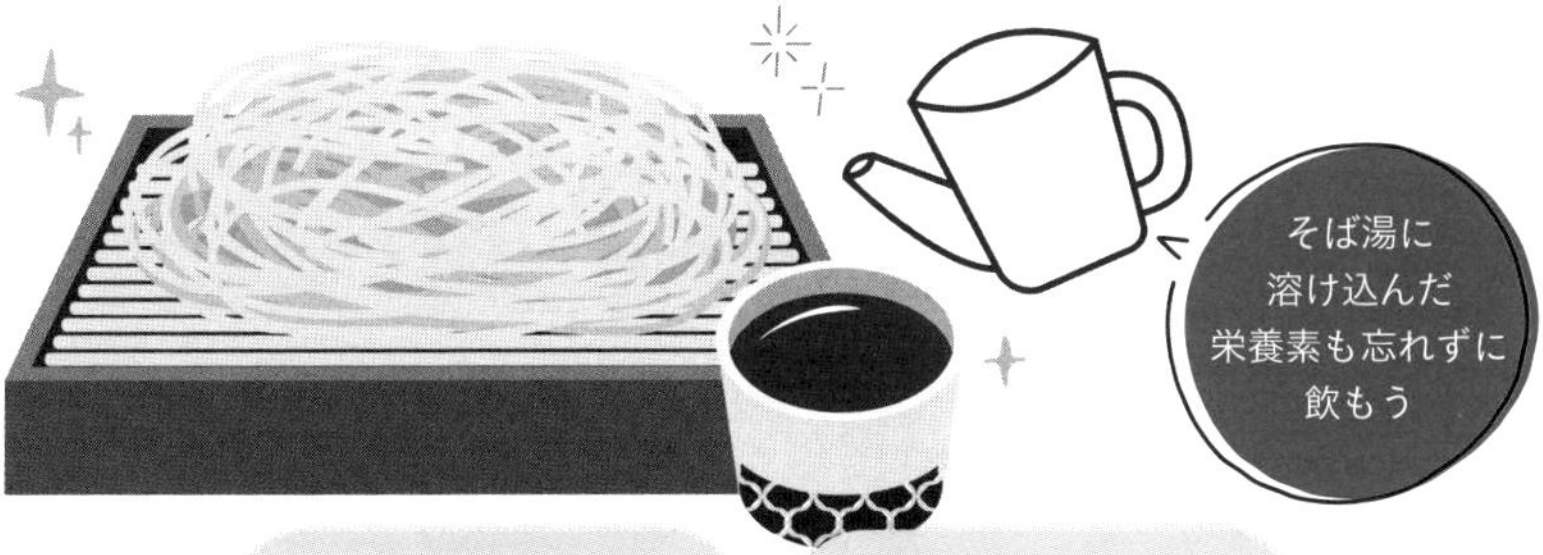
そば湯に
溶け込んだ
栄養素も忘れずに
飲もう

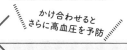

ルチンが毛細血管を強化

そばに含まれるルチンは、毛細血管の強化、動脈硬化予防など血管と血液に不可欠な栄養素です。

血行がよくなるから冷えや肩こりにも効果的

毛細血管に血液が行き届くと血行が改善されます。冷えや肩こりも解消するなどいいことだらけ。

×

かけ合わせると
さらに高血圧を予防

大根おろし

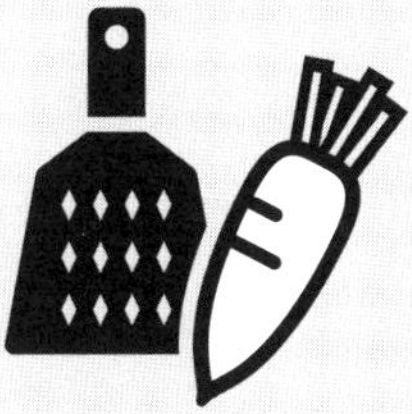

そばのルチンと一緒に食べることでビタミンCの吸収率が高まります。カリウムも豊富。栄養のためにそば湯を飲みながら、そこに大根おろしを加えることで、より血圧を下げる働きも期待できます。加熱せずに生のまま使うのがおすすめです。

『サーモン×玉ねぎ』でいつまでも血液サラサラ

心身が健康なのは、滞りなくスムーズに血液が全身を巡り、酸素や栄養素を運んでくれるおかげ。そのためにも**血液サラサラは永遠の課題で、それをかなえるのが、サーモンと玉ねぎのコンビ。**

サーモンといえば、鮮やかなオレンジ色。この色はアスタキサンチンという栄養成分で、トマトのリコピンやにんじんのβカロテンと同じカロテノイドの仲間です。**アスタキサンチンの活性酸素を打ち消すパワーはカロテノイドのなかでもトップクラスで、血液中にコレステロールや中性脂肪が増えるのを抑制。**また、魚の油に多く含まれる、DHA（ドコサヘキサエン酸）やEPA（エイコサペンタエン酸）も血液をサラサラにする効果が期待できます。

さらに効果を上げるために一緒に食べたいのが、玉ねぎです。玉ねぎを切ったときに目や鼻の粘膜を刺激する**硫化アリルという成分には、血液の凝固を防ぎ、血栓を予防する効果があります。また、脂肪を燃焼させ、血液中のコレステロール値を下げて、動脈硬化の予防を助ける働きも。**硫化アリルは薄切りや、すりおろすことで細胞が破壊されて増えます。ただし、水に溶けやすいので水にさらさず、そのまま食べるのがベスト。

注目の栄養成分サイクロアリインは、血栓を溶かして血液をサラサラにする効果があり、動脈硬化や心筋梗塞、脳梗塞予防に。血行がよくなるので、内臓の機能が高まり、新陳代謝が活発になります。

サーモンのアスタキサンチンは抗酸化力がトップクラス

強い抗酸化作用があるアスタキサンチン。サーモンの卵であるイクラはもちろん、桜エビやエビ、カニにも含まれています。なかでもサーモンの含有量はトップクラス。

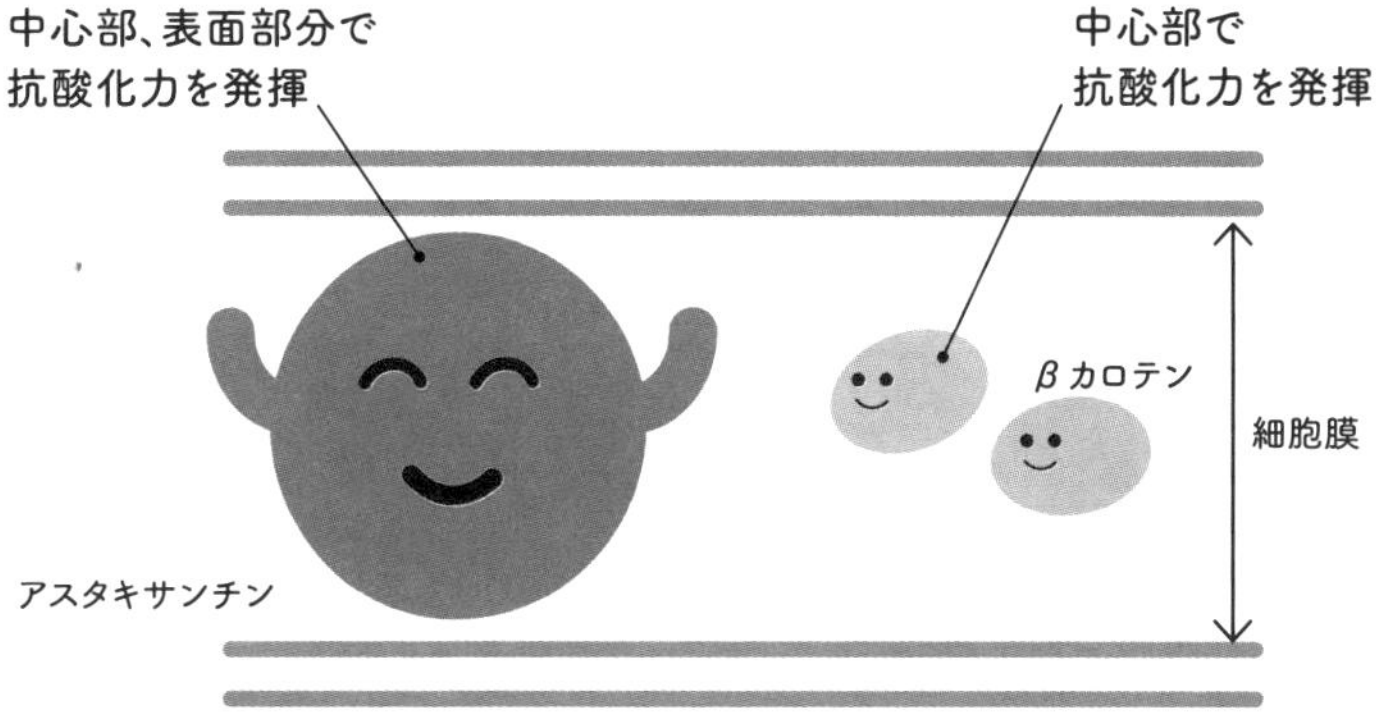
中心部、表面部分で
抗酸化力を発揮
中心部で
抗酸化力を発揮
βカロテン
細胞膜
アスタキサンチン

アスタキサンチンの魅力

ビタミンEは細胞膜の内側、βカロテンは細胞膜の中心部で細胞膜を守るのに対し、アスタキサンチンは、中心部と表面部分の両方で守ることができる！

血液をサラサラにする最強サラダ

辛み成分に健康効果

玉ねぎ

注目の成分

- サイクロアリイン
- 硫化アリル
- ビタミンB群

オレンジ色に血液サラサラパワー

サーモン

注目の成分

- アスタキサンチン
- DHA、EPA
- たんぱく質

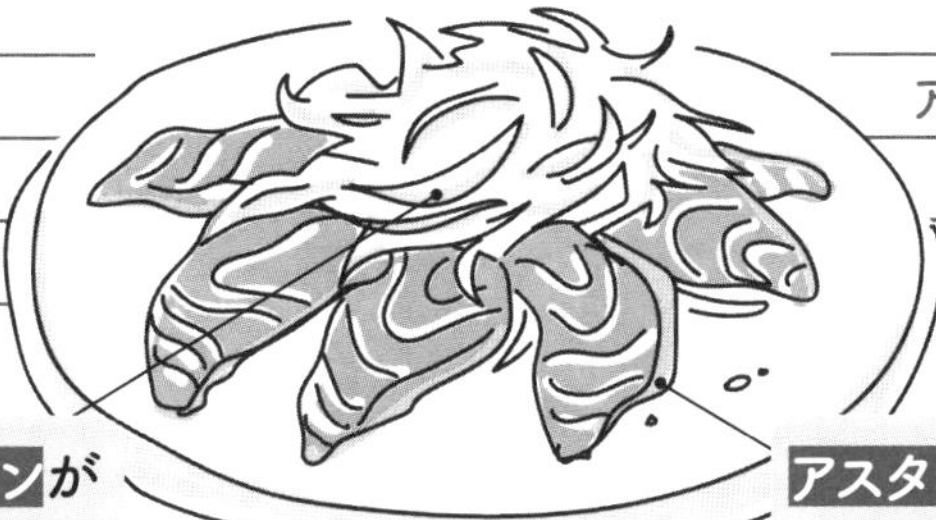

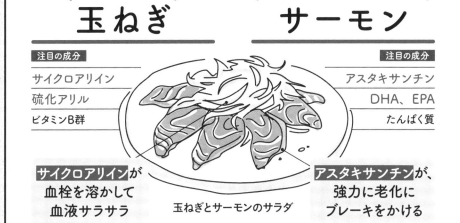

玉ねぎとサーモンのサラダ

サイクロアリインが血栓を溶かして血液サラサラ

アスタキサンチンが、強力に老化にブレーキをかける

古びた血管が若返る『アボカドとマグロの美肌サラダ』

年齢は変えられませんが、血管は食生活の改善で若返らせることができます。**血管の若返りには、アボカドとマグロを食べましょう。**

加齢とともに血管は老いますが、実は、**年齢にかかわらず若くても血管は老化します。**原因は、血液中のコレステロールや中性脂肪の増加。これらが血管内にたまって血管の壁が分厚くなると、しなやかさを失って血流が悪くなり、古くなったホースのような状態に。若々しい状態を保てないだけでなく、動脈硬化や心筋梗塞を起こしやすくなります。

まず、**アボカドに豊富なビタミンEの、強力な抗酸化作用でコレステロールが血管にたまるのを防ぎ、血管を若返らせましょう。**ねっとりクリーミーなアボカドは、意外にも食物繊維が豊富で、腸内環境を改善するのにももってこい。

マグロに含まれるセレンは、活性酸素や過酸化脂質を除去する酵素の成分であり、血管の老化を食い止めます。セレンは、がんを抑制する働きも期待できる注目の栄養成分。また、マグロに豊富に含まれている鉄は、メラニン色素を増やす活性酸素を消す作用があります。鉄はシミを防いで肌を白くする、美肌にも欠かせない栄養素です。

ビタミンEとセレンは、一緒に食べると抗酸化効果が高まるので、アボカドとマグロはベストパートナーなのです。アボカドのビタミンEは酸化しやすいので、食べる直前に調理するのがポイントです。

血管が老化すると肌もボロボロ？

血管の老化により血液中の活性酸素が増えると肌荒れの原因に。また、血行不良になると体のすみずみに酸素や栄養素が行き届かないため、肌ツヤが悪くなります。

健康な血管

すみずみまで酸素や栄養素が行き届く

血管に弾力があり血流もスムーズ

老化した血管

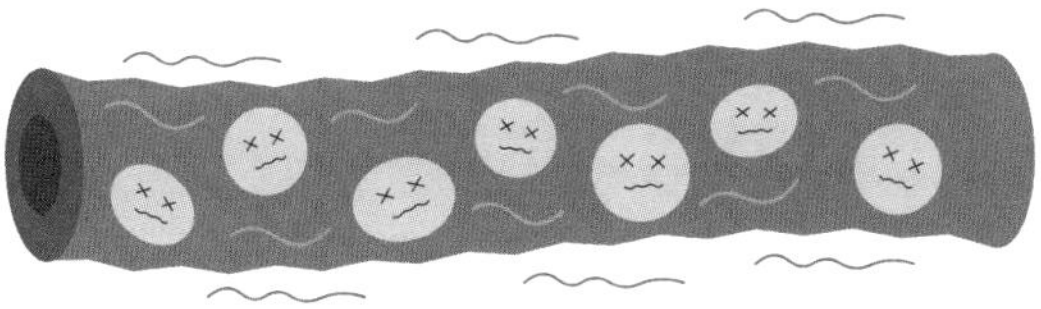

必要な栄養が届かない

血管壁がかたくなり血流も悪くなる

むくみもとれて美肌になるサラダ

ビタミンEで血行改善

アボカド

注目の成分

ビタミンE

食物繊維

血管の老化を防ぐセレン

マグロ

注目の成分

セレン

鉄

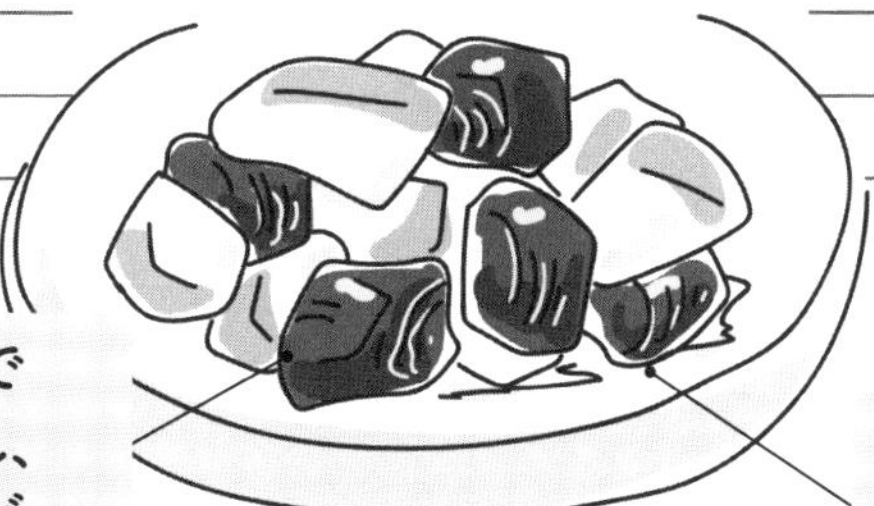

マグロとアボカドのサラダ

ビタミンEで血行をよくし、**食物繊維**が腸内環境を整える！

セレンで老化を防ぎ、**鉄**で美白ケア

『ブロッコリーは茎ごと』食べて老化の進行を抑える

体のさびつきに対抗するならブロッコリーを茎**ごと食べるのがおすすめ**です。なぜなら**ブロッコリーは普段食べている花蕾《らい》の部分より、茎のほうが栄養成分が豊富**だからです。

年齢を重ねるほど体の活性酸素を打ち消す力は衰えて、まるで釘がさびていく（酸化する）ように老化物質が体内に蓄積し、免疫力が衰えます。そのため動脈硬化をはじめとする生活習慣病や、がんなどの病気にもかかりやすくなってしまうのです。つまり、体のさびつきに対抗してくれる抗酸化成分を、毎日たくさん食べることがポイント。高い抗酸化成分を持つ食材といえば、緑黄色野菜です。なかでも**ブロッコリーは、βカロテンとビタミンCが豊富。** **さらにがん予防に効果的といわれる、抗酸化作用を高めるスルフォラファンも含まれています。**優れた抗酸化パワーで免疫力をアップさせ、体のさびつきを抑えてくれます。また、食物繊維も豊富。腸内環境を整えて老廃物を排出してくれるので、肌の調子もよくなります。βカロテンは油と一緒にとると吸収力が上がるので、オリーブオイルやマヨネーズなどをかけて食べるのがおすすめです。

茎の部分は少しかたいので、外側のかたい部分をそぎ、一口大または薄切りにして花蕾の部分と一緒にゆでると食べやすくなります。冷凍ブロッコリーでも栄養成分はしっかりとれるので、常備しておくと便利です。

体がさびつくとはどういうこと?

加齢や外的要因で活性酸素が増加すると体が酸化する(さびる)原因に。機械がさびると不具合が起きるように、人の体でもさまざまな不調となってあらわれます。

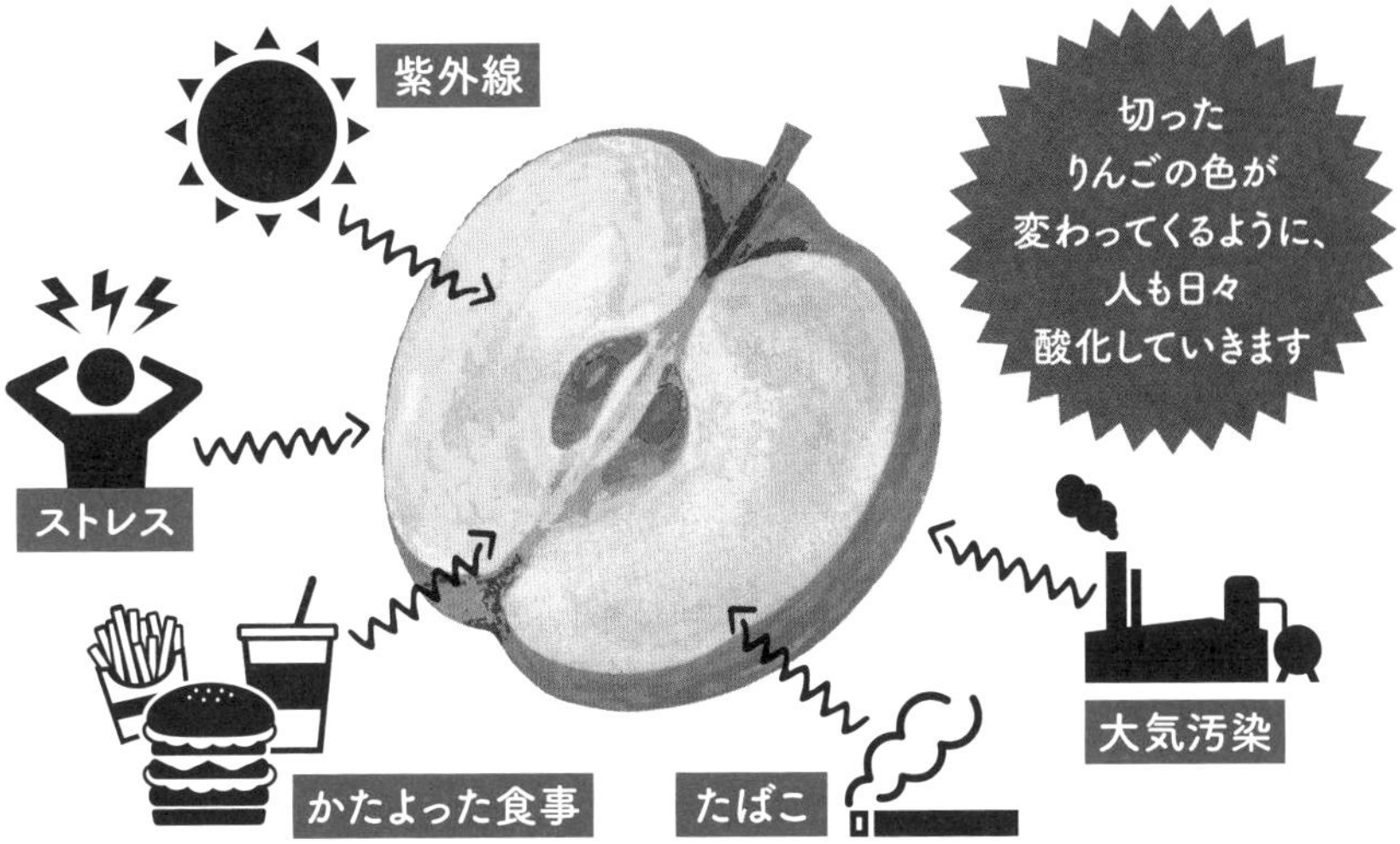
紫外線
切った
りんごの色が
変わってくるように、
人も日々
酸化していきます
ストレス
大気汚染
かたよった食事
たばこ

がん予防にもなるスーパーフード

さびない体になる!

ブロッコリー

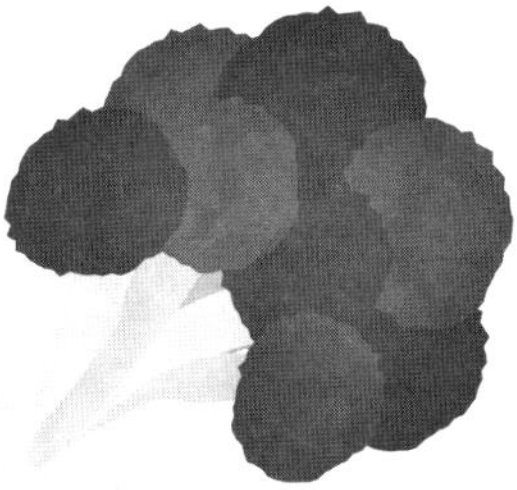

効果的な食べ方 サラダに、肉や魚のつけ合わせに。ゆでてマヨネーズをつけて食べるだけでもOK。茎も必ず一緒に食べるのがポイント。

注目の成分

- βカロテン
- スルフォラファン
- 食物繊維
- ビタミンC

スルフォラファンはがん予防のスーパー成分

体内の活性酸素を撃退する優れた解毒作用や抗酸化作用があり、がん予防にも効果的といわれます。

βカロテンがさびに対抗する

抗酸化力の強い成分といえばβカロテン。たくさん食べることで、体のさびつきに対抗します。

食物繊維がたっぷり

体の老化に拍車をかける便秘。ブロッコリーには便通を促す食物繊維が豊富に含まれています。

悩みの多い更年期、頼りになるのは『調整豆乳』

更年期の症状には、「女性ホルモン」の減少が大きくかかわっています。特に閉経前後で女性ホルモンが急激に減少するタイミングには、さまざまな症状があらわれます。急な発汗、イライラ、疲れ、気分が落ち込みやすい、シミ、白髪が増えた、太りやすくなったなど。個人差はありますが、この時期は体も心も不調になることが多くなります。

　そんな**更年期の症状を和らげてくれる救世主が調整豆乳**です。豆乳（無調整豆乳）は煮た大豆を絞ったもので、独特の青臭さがあります。そのクセをとり除いて飲みやすくしたのが調整豆乳です。大豆イソフラボンも更年期によいといわれていますが、**注目したいのは調整豆乳の豊富なビタミンE。若返りのビタミンともいわれるビタミンEは、全身に栄養や酸素を届けるために必要な栄養素で、血行を促す作用があります。**冷え性や肩こりを緩和してくれるので、寝つきもよくなり、血の巡りがよくなると肌や髪のハリツヤが戻って、気持ちも自然と上を向きます。

　調整豆乳は、フレーバーがついていないものを選びましょう。200ミリリットルパックは1本約130キロカロリー。小腹がすいたときにスイーツ代わりに飲めば、空腹感やイライラが収まります。血中のコレステロールや中性脂肪を下げる大豆サポニンも豊富で、気になる更年期肥満や生活習慣病の対策にもなります。

更年期に必要な栄養素はビタミンE

閉経前の5年間と閉経後の5年間は、女性ホルモンが急激に減る更年期。女性ホルモンの代謝に関わるビタミンEをとると更年期のさまざまな症状が緩和します。

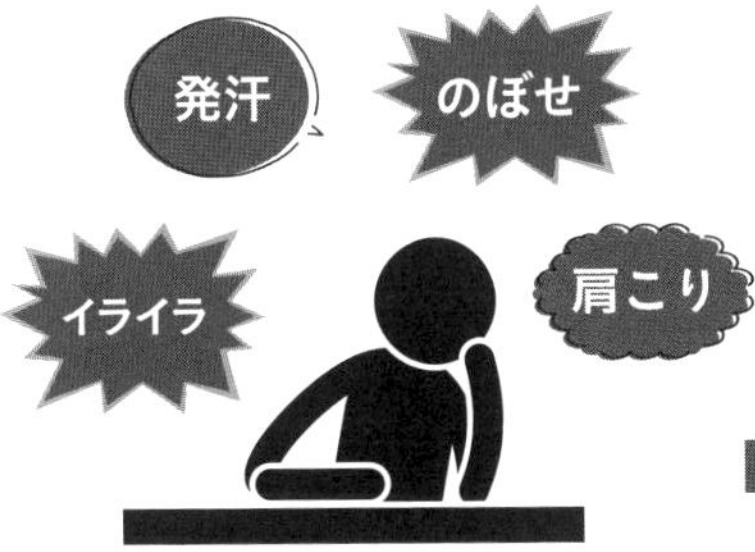
発汗
のぼせ
イライラ
肩こり

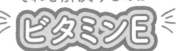

更年期の症状は
女性ホルモンの乱れにより
血液循環の働きがうまくいかないことで生じます

それを解決するのが

ビタミンE

- 女性ホルモンの分泌を調整
- 細胞の酸化を防ぐ
- 老化予防
- 血流を改善
- 冷え性を改善

若返りビタミン

ビタミンEが豊富なのは「無調整豆乳」より「調整豆乳」

ビタミンEが豊富

調整豆乳

効果的な飲み方 小腹がすいたときやイライラしたときなどに。砂糖が入っているので、1日200mℓのパック1本まで。

注目の成分

- ビタミンE
- 大豆サポニン

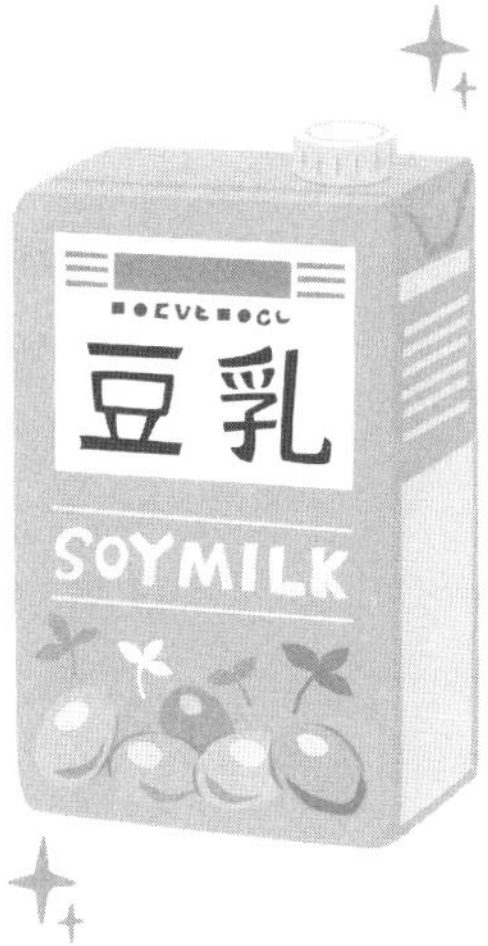
豆乳
SOYMILK

大豆サポニンが脂肪の代謝を促す

余分な脂肪が血管内に蓄積されるのを防ぐので、血中コレステロールや、中性脂肪を排除し、結果的に血流が良くなります。

ビタミンEが更年期症状を緩和

老化防止に欠かせないビタミンE。女性ホルモンの分泌にも関わり、更年期症状も和らげます。

『モロヘイヤのヌルヌル成分』で輝く瞳をとり戻す

キラキラと輝く瞳になるためのおすすめ食材は「モロヘイヤ」です。**モロヘイヤには、目の角膜や水晶体に作用して、透明感や弾力性を保つための3つの栄養成分がそろっています。**

目の輝きのもとは涙です。涙の水分が光を乱反射するので、十分にうるおっている瞳は輝いて見えます。ところが、年齢とともに涙腺が萎縮すると、涙の量が減ってしまいます。また若い人でも、ドライアイに悩む人が増えています。スマートフォンやパソコンなどを長時間使うことで、瞬きの回数が低下して涙が減ってしまうのです。このほか、空気の乾燥も影響します。

モロヘイヤのヌルヌル成分は、コンドロイチン硫酸です。この栄養成分には、関節痛の改善のほか、髪、肌などのアンチエイジング効果があります。**体の色々な場所に保水性や弾力性を与え、栄養分の消化・吸収・代謝をサポート**しているのです。成長期には体内でも盛んにつくられますが、年齢を重ねるほどその量は減少。瞳や肌、髪などのみずみずしさやハリを保つためには、ヌルヌル成分の豊富な食べものから補充することが大事です。

ほかにも、涙を保持する粘膜層をつくるビタミンAのもととなるβカロテンや、ブルーライトや紫外線から目を守るルテインも豊富。目の健康を守る3つの栄養素が全てそろう数少ない食材です。モロヘイヤで、美しい瞳をとり戻しましょう。

ヌルヌル食材のなかでもモロヘイヤは栄養価抜群

βカロテン、ビタミンB群、ビタミンE、カルシウム、カリウム、鉄など栄養価が豊富なモロヘイヤは、瞳や髪のうるおいに効果的です。

アンチエイジングに

モロヘイヤ

効果的な食べ方 さっとゆでてからおひたし、包丁でたたいて粘りを出して他の食材とあえるなど。ルテインは油と合わせると吸収率がアップするのでナムルもおすすめ。

注目の成分

- コンドロイチン硫酸
- ルテイン
- βカロテン
- ビタミンA、B群、E
- 鉄

コンドロイチン硫酸が目・肌・髪をうるツヤに

コンドロイチン硫酸が目や肌に保水性や弾力性を与えてくれます。しっとりうるうるをキープするのに欠かせません。

3つの栄養素で、疲れ目をぱっちり目に

コンドロイチン硫酸、ビタミンA（βカロテン）、ルテインが疲れ目にうるおいと元気を与えてくれます！

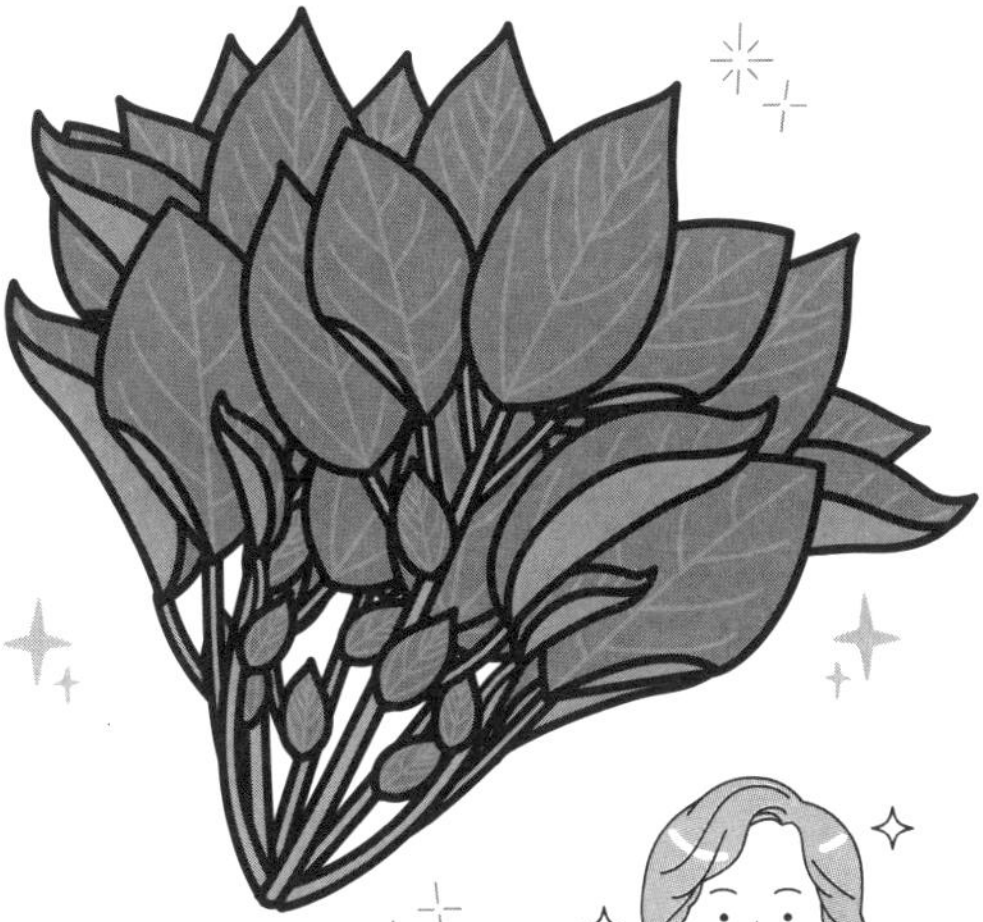

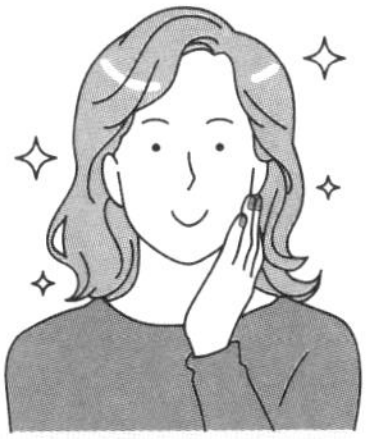

ヌルヌル食材で効果アップ!

×

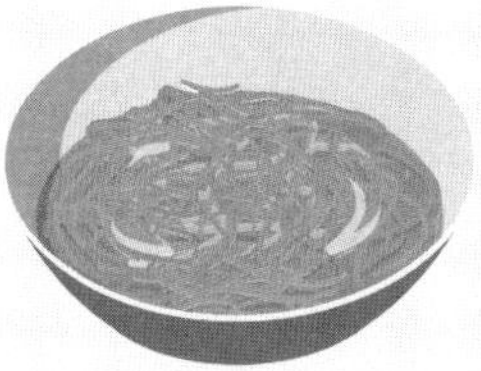

めかぶ

コンドロイチン硫酸が豊富なめかぶとモロヘイヤはヌルヌル同士、最強の組み合わせ！一緒に食べることでアンチエイジングはもちろん、ダイエット、スタミナアップにも効果的です。

免疫力アップに効く大注目食材『桜エビ』

桜エビ（素干し桜エビ）に含まれているキチン・キトサンという成分はご存じでしょうか。キチン・キトサンは動物性の食物繊維の一種。キチンは、カニやエビなどの甲殻類の殻、貝殻のほか、きのこや酵母など菌類の細胞壁に含まれる成分で、キチンを分解したものがキトサンです。**甲殻類の殻をそのまま食べるのはなかなか難しいですが、「桜エビ」ならそれが可能**です。

キチン・キトサンは、免疫力を上げて自然な治癒力を高めると考えられています。幅広い健康効果のある大注目の栄養成分で、**高血圧や肥満、動脈硬化の予防や改善、血糖値を下げ、さらにはがんの予防や転移抑制にも効果が認められています**。また、喘息やアトピー性皮膚炎などのアレルギー性疾患や便秘の改善、肩こり、更年期障害の症状を緩和、骨粗しょう症の改善などにも効いたという報告も。

カニの殻やエビの殻を家で気軽に食べるのは難しいですが、**桜エビなら殻ごと食べられます**。素干ししたものは通年で手に入りやすく、保存もきくので、炒めものやサラダに振りかけたり、スープに入れたりしてキチン・キトサンを補給できます。生や釜揚げの桜エビは、素干しのものとは違った甘みや食感が楽しめるので、旬の時期に見つけたらぜひ味わってみてください。エビフライやエビの天ぷらのしっぽもキチン・キトサンのかたまり。しっかり火を通して、よく噛んで食べてみてください。

驚きの成分キチン・キトサンって何？

甲殻類の殻やきのこ類などに含まれる成分。免疫力を高める、生活習慣病の改善、がん予防など、さまざまな健康効果が期待されています。

体内で消化・吸収されにくい不溶性の食物繊維

＝

コレステロールを下げて脂肪の吸収を抑制

こんな食材に含まれています

カニの甲羅
イカの軟骨
貝殻
エビの殻
きのこ類

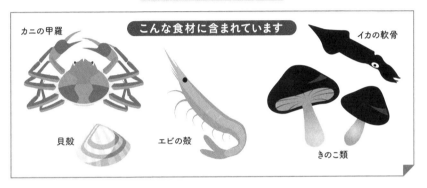

殻ごと食べられる「桜エビ」が優秀

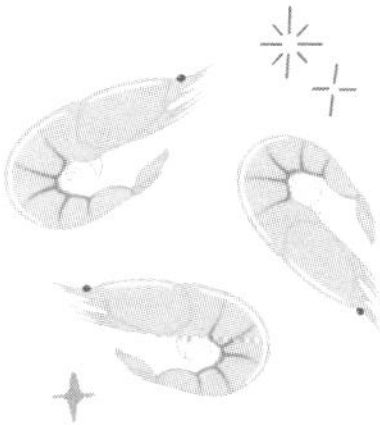

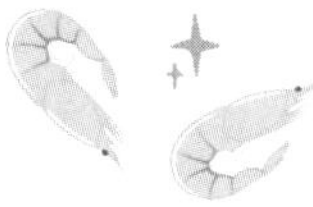

殻ごとまるっと食べられる

桜エビ

効果的な食べ方 炒めものやサラダ、スープ、ごはん、めん類など、どんな料理にもさっとふりかけるだけで、栄養をこまめに摂取できます。

注目の成分

- キチン・キトサン
- カルシウム

血中コレステロールを下げて肥満予防に

腸で脂肪の吸収を抑制するため、LDLコレステロールを下げる効果が。肥満予防にも繋がります。

免疫力を高め病気知らずに

がんや喘息など多くの病気の予防に効果が認められ、免疫力の向上に働きかける注目の成分です。

牛乳の約18倍ものカルシウムが含まれる

カルシウムの1日の推定平均必要量は550mgで、牛乳だと約2.8杯分。桜エビなら20g食べれば、400mgもとれます。

飲みすぎ&二日酔いは『ごま』に頼る

とても小さなものごとの例えを「ごま粒ほどの」といいます。でも、**ごまの小さな粒の中には、老化やがんを防ぎ、肝臓の機能を助けるなど、大きな健康パワーがぎゅっと詰まっています。**

ゴマリグナンは、その名の通りごま特有の栄養成分です。ゴマリグナンの代表的成分「セサミン」や「セサミノール」は、何となく健康によさそうな名前として聞き覚えがあるかもしれません。**セサミンは、肝臓に血液を運ぶ静脈で吸収される栄養素です。そのため、肝臓に直接働きかけて二日酔いや悪酔いを和らげることができます。**アルコールを代謝する酵素の働きを助けて、肝臓をいたわる働きもあるので、お酒が好きな人には大注目の栄養素。セサミンには、HDL（善玉）コレステロールとLDL（悪玉）コレステロールのバランスをよくして、**動脈硬化を予防する効果**もあります。

セサミノールは、ごま油をつくるときに生まれるので、ごま油にたっぷり含まれています。ごまを食べたときも、腸内細菌がセサミノールをつくってくれます。**非常に強い抗酸化力を持っていて、全身の老化を抑え、がんを予防するとても頼りになる栄養成分です。**

ごまは、白、黒、金色の3種類あり、それぞれに風味が違います。炒りごま、すりごまのほか、ねりごま、ごま油など、手軽に使える製品もあるので、好みに合わせて日々の料理にとり入れてみませんか。

「セサミン」のすごい健康効果

ごま特有の成分ゴマリグナン（セサミン）は、特に肝臓機能を高める効果があります。そのほかビタミンＢ群や鉄など、粒は小さくても健康と美容成分の宝庫。

積極的にとりたい食材

ごま

効果的な食べ方 汎用性も高いので、毎日食べましょう。炒りごま、すりごまにすると栄養を吸収しやすくなります。

注目の成分

- ゴマリグナン（セサミン、セサミノール）
- ビタミンＥ
- 鉄
- カルシウム

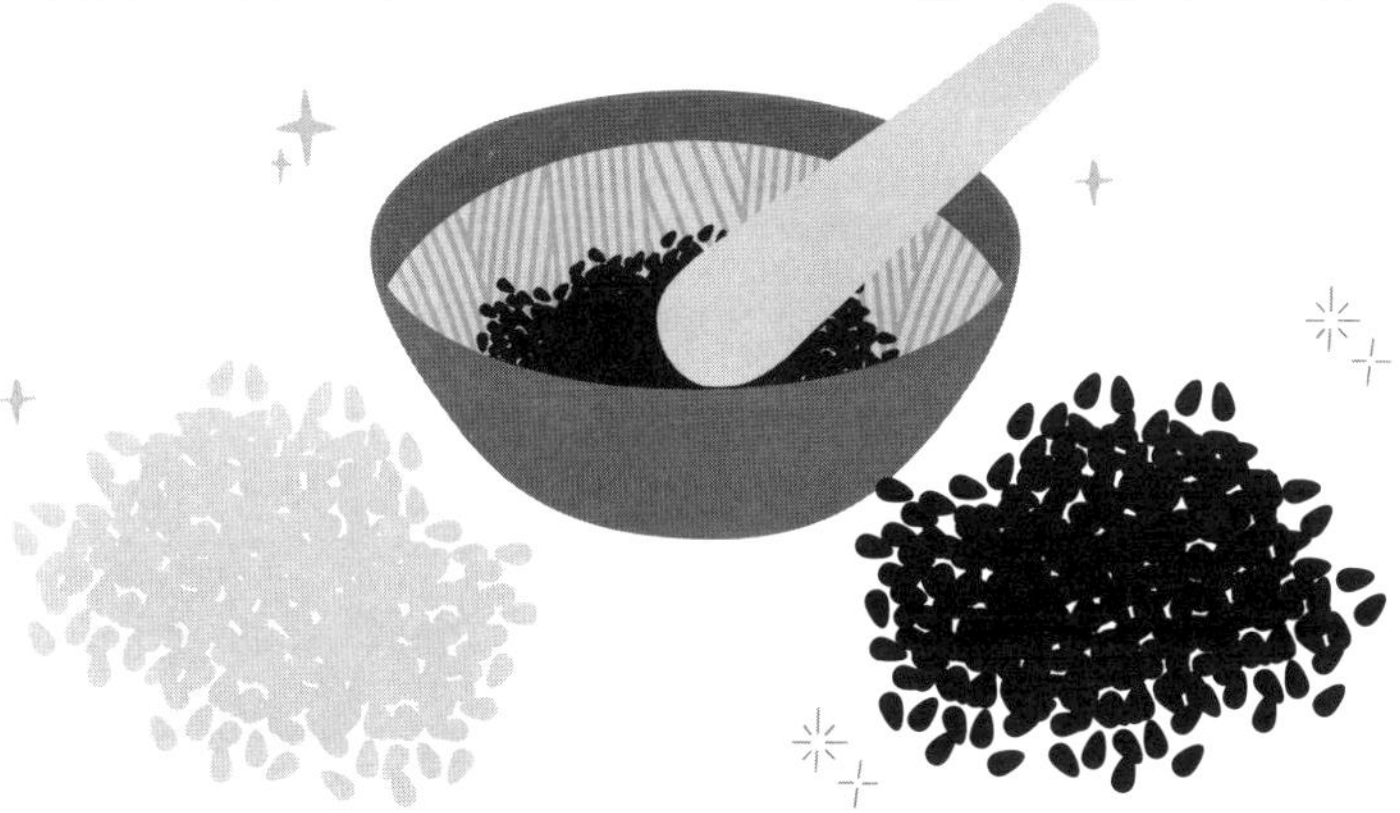

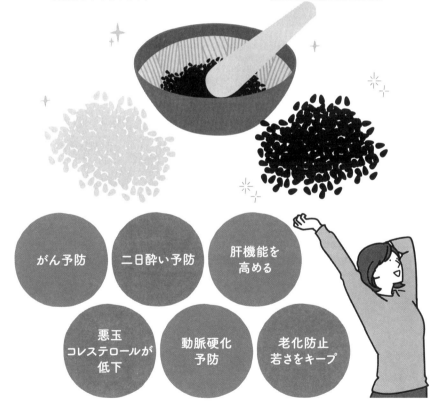

- がん予防
- 二日酔い予防
- 肝機能を高める
- 悪玉コレステロールが低下
- 動脈硬化予防
- 老化防止 若さをキープ

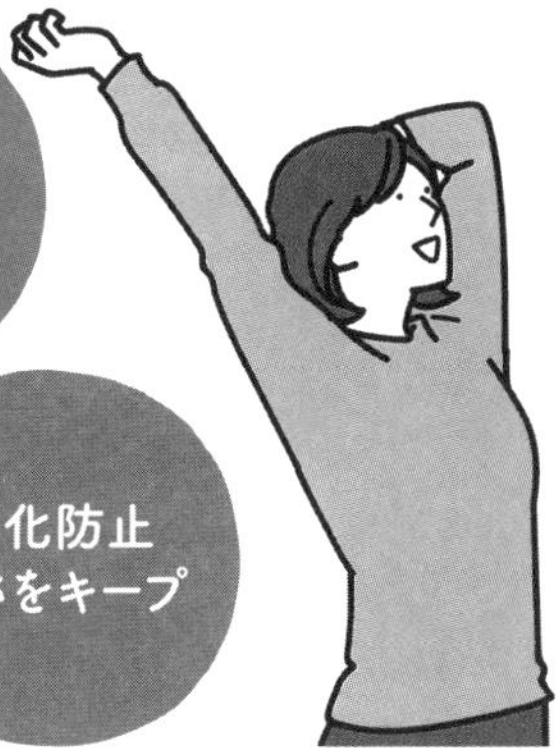

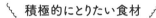

ビタミンCを含む食材と合わせると効果アップ

管理栄養士
菊池 真由子（きくち・まゆこ）

1966年大阪府生まれ。管理栄養士。ダイエットや生活習慣病の予防対策など、のべ１万人の栄養指導に携わる。健康運動指導士。NR・サプリメントアドバイザー。日本オンラインカウンセリング協会認定上級オンラインカウンセラー。大阪大学健康体育部（現・保健センター）、阪神タイガース、国立循環器病センター集団検診部（現・予防検診部）を経て、厚生労働省認定健康増進施設などで栄養アドバイザーを務める。『読んでるうちに「ムダな食欲」が消えていく！ 図解 食べても食べても太らない法』（三笠書房）、『巣ごもりだけで10キロ減！ 食べて、やせる！ おうちdeダイエット』（三笠書房）など著者多数。

菊池真由子のダイエットクラス　https://www.diet-class.com/
メールマガジン「明日の健康」（無料）　https://www.diet-class.com/lp2.html ►

参考文献

『図解 食べても食べても太らない法』（著者 菊池真由子・三笠書房）
『読んでるうちに「老化」が消えていく！ 図解 食べれば食べるほど若くなる法』（著者 菊池真由子・三笠書房）
『巣ごもりだけで10キロ減！ 食べて、やせる！ おうちdeダイエット』（著者 菊池真由子・三笠書房）
『65歳から体と頭を強くするおいしい食べ方』（著者 菊池真由子・三笠書房）
※この他にも、多くの書籍やウェブサイトを参考にしております。

STAFF

編集	望月美佳、矢ヶ部鈴香、海平里実（オフィスアビ）
編集協力	松本美和、南 朋子
イラスト	kabu（合同会社 S-cait） しとろんゆー
装丁・デザイン	森田篤成、小倉誉菜（アイル企画）
校閲	玄冬書林

1週間《いっしゅうかん》で勝手《かって》に−《まいなす》10歳《さい》若《わか》返《がえ》る体《からだ》になるすごい方《ほう》法《ほう》

2024年７月10日　第１刷発行
2024年11月１日　第5刷発行

著　者	菊池真由子《きくちまゆこ》
発行者	竹村 響
印刷所・製本所	株式会社 光邦
発行所	株式会社日本文芸社 〒100-0003　東京都千代田区一ツ橋 1-1-1 パレスサイドビル 8F

乱丁・落丁などの不良品、内容に関するお問い合わせは
小社ウェブサイトお問い合わせフォームまでお願いいたします。
ウェブサイト https://www.nihonbungeisha.co.jp/

Printed in Japan　112240701-112241017Ⓝ05　(240108)
ISBN　978-4-537-22228-9
（編集担当：上原）